Arpit Sikri
Jyotsana K.

Talas e stents

Arpit Sikri
Jyotsana K.

Talas e stents

ScienciaScripts

Cover image: www.ingimage.com

This book is a translation from the original published under ISBN 978-620-2-06614-3.

Publisher:
Sciencia Scripts
is a trademark of
Dodo Books Indian Ocean Ltd. and OmniScriptum S.R.L publishing group

120 High Road, East Finchley, London, N2 9ED, United Kingdom
Str. Armeneasca 28/1, office 1, Chisinau MD-2012, Republic of Moldova, Europe
Printed at: see last page
ISBN: 978-620-7-87719-5

ÍNDICE

DEDICADO

TO

A MINHA FAMÍLIA

RECONHECIMENTO

Curvo-me perante o Todo-Poderoso, com reverência, humildade e gratidão pelas inúmeras e graciosas bênçãos que me foram concedidas e que me deram a inspiração e o entusiasmo para percorrer o caminho da vida.

Considero ser o meu maior privilégio e honra dever a minha imensa gratidão e respeito ao meu estimado e venerado professor e guia, **Dr. Akshey Sharma,** Professor e Diretor do Departamento de Prostodontia Oro-Maxilo-Facial, Coroa e Ponte e Implantologia Oral, Dasmesh Institute of Research and Dental Sciences, Faridkot, pela sua orientação inestimável e encorajamento inabalável ao longo deste estudo. A sua sabedoria, conhecimentos e compromisso com os mais elevados padrões inspiraram-me e motivaram-me ao longo do meu curso de pós-graduação.

É com orgulho que tenho o privilégio de reconhecer, com um profundo sentido de gratidão e devoção, o grande interesse pessoal e a inestimável orientação que me foi prestada pelo meu estimado e venerado co-orientador, **Dr. Pradeep Bansal,** Professor, Departamento de Prótese Oro-Maxilo-Facial, Coroa e Ponte e Implantologia Oral, Dasmesh Institute of Research and Dental Sciences, Faridkot, pela sua imensa ajuda e orientação durante o estudo. Sem a sua visão notável e orientação meticulosa no planeamento, trabalho e avaliação crítica do trabalho, este meu esforço não teria sido frutífero.

Um agradecimento muito especial ao **Dr. Poonam Bali,** Leitor, Departamento de Prostodontia Oro-Maxilo-Facial, Coroa e Ponte e Implantologia Oral, Dasmesh Institute of Research and Dental Sciences, Faridkot, pela sua orientação inestimável, apoio e encorajamento constantes, disponibilidade para prestar uma ajuda generosa, atenção meticulosa aos detalhes e participação ativa nesta dissertação.

Estou imensamente grato ao **Dr. Rajnish Bansal,** Leitor, Departamento de Prótese Oro-Maxilo-Facial, Coroa e Ponte e Implantologia Oral, Instituto

Dasmesh de Investigação e Ciências Dentárias, Faridkot, pela sua orientação inestimável, pela sua atitude sempre útil e encorajadora.

Estou imensamente grato ao **Dr. Gagandeep Chahal**, Professor Sénior, Departamento de Prostodontia Oro-Maxilo-Facial, Coroa e Ponte e Implantologia Oral, Dasmesh Institute of Research and Dental Sciences, Faridkot, pela sua orientação inestimável, pela sua atitude sempre útil e encorajadora.

Expresso a minha sincera gratidão ao **Dr. Rajnanda Khuller**, Professor Sénior do Departamento de Dentisteria Oro-Maxilo-Facial, Crown & Bridge e Oral Implantology, Dasmesh Institute OfResearch and Dental Sciences, Faridkot, pelo seu constante feedback positivo, apreço e ajuda persistente.

É com imenso prazer que tenho a oportunidade de expressar a minha sincera gratidão ao meu respeitado Diretor **Dr. S.P.S Sodhi,** Dasmesh Institute of Research and Dental Sciences, Faridkot, pela permissão e orientação durante a realização deste projeto.

As palavras da literatura não são suficientes para agradecer aos meus venerados pais, **Dr. Vimal K Sikri e Dr. Poonam Sikri,** pelo seu amor e carinho eternos. As suas bênçãos iluminaram sempre o meu caminho durante todas as etapas da minha vida. Quero agradecer ao meu irmão mais velho, **Dr. Ankit Sikri**, e à bhabhi, Dra. **Annupriya Sikri,** o amor, o encorajamento, a alegria e a gentileza que me deram e que tornaram o meu trabalho muito mais leve.

É com grande prazer que agradeço aos meus colegas **Dr. Aditi Ghai**, **Dr. Vikram, Dr. Rahul, Dr. Jitender e Dr. Amul** o seu apoio constante e a sua disponibilidade permanente para levar a cabo este projeto com êxito.

Por último, mas não menos importante, estou também grato aos meus amigos mais jovens, **Dr. Manpreet, Dr. Asmita e Dr. Shabnam,** pela sua ajuda na realização bem sucedida desta dissertação.

Este estudo exigiu um esforço conjunto de muitas mentes para a sua conclusão bem sucedida. Assim, aproveito esta oportunidade para agradecer as contribuições de todos aqueles cujos nomes me escaparam, mas que ajudaram a tornar esta dissertação viável.

Obrigado a todos

Dr. Arpit Sikri

INTRODUÇÃO

"Tala" e "Stent" são dois termos amplamente descritivos que frequentemente se sobrepõem em termos de significado e utilização. Um determinado aparelho pode ser uma tala ou um stent (ou ambos), consoante a função que deve desempenhar[21] . Uma tala pode ser definida como um aparelho para a fixação de partes deslocadas ou móveis. Um stent é um aparelho que mantém o tecido numa posição pré-determinada e, neste contexto, a referência é normalmente a um meio de manter um enxerto no lugar (Jerbi et al., 1968; Rowe e Killey, 1968).

Agora que o dentista de família, especialmente nas comunidades mais pequenas, está a ser chamado a prestar serviços cada vez mais sofisticados como parte dos cuidados de saúde totais, deve familiarizar-se com uma gama mais vasta de procedimentos e dispositivos. O protésico maxilofacial especializado também tem de acompanhar os avanços numa área de interesse em rápida evolução.

Os procedimentos que empregam splints e stents são relativamente pouco utilizados, embora esses dispositivos ofereçam muitas vantagens no tratamento envolvendo cirurgia de cabeça e pescoço, radioterapia, cirurgia oral, periodontia, endodontia e pedodontia.

Estes dispositivos mantêm juntos os segmentos das fracturas, proporcionam fixação intermaxilar, mantêm os enxertos de pele em posição e protegem os tecidos saudáveis da radiação. Além disso, são utilizados para transportar medicamentos, para controlar eventuais hemorragias, para segurar o penso periodontal, para proteger as superfícies desnudadas dos dentes, para ajudar na drenagem de infecções periodontais, para evitar o encerramento dos tecidos e para acelerar a erupção de dentes não irrompidos. Podem ser concebidos e adaptados para utilização em circunstâncias especiais, tais como dispositivos terapêuticos para deficientes físicos.

A terapia com talas pode ser definida como a arte e a ciência de estabelecer a harmonia neuromuscular no sistema mastigatório e criar uma desvantagem mecânica para as forças parafuncionais com aparelhos removíveis[33] . Uma tala adequadamente construída suporta uma relação harmoniosa entre os músculos da mastigação, conjuntos de discos, articulações, ligamentos, ossos, dentes e tendões.

A arte e a ciência de compreender plenamente as desordens temporomandibulares (DTM) permaneceram indefinidas como ciência clínica até ao final da década de 1970. A formação de licenciatura e pós-doutoramento em anatomia, função e fisiopatologia da articulação temporomandibular (ATM) era mínima e consistia sobretudo em breves descrições anatómicas. A patologia era vista como um distúrbio inespecífico do disco, principalmente relacionado com a disfunção oclusal. Para os profissionais que se aventuraram na "terra misteriosa" da terapia com aparelhos intra-orais e equilíbrio, as abordagens de tratamento eram aleatórias e não previsíveis. Os splints eram vistos como dispositivos plásticos que aliviariam os sintomas do paciente, embora não houvesse uma definição clara da etiologia dos sintomas. Não existiam diretrizes para o tratamento do paciente após a redução inicial dos sintomas.

Em 1977, o texto de referência de Gelb[41] ofereceu a primeira tentativa de organizar uma coleção de factos anteriormente díspares numa ciência clínica válida. Durante este período, os médicos dentistas e educadores começaram a reconhecer o âmbito alargado das DTM e as complexidades do doente com disfunção dolorosa. No entanto, ao longo deste período e no início dos anos 80, manteve-se uma falta de uniformidade nas abordagens de diagnóstico e tratamento. Só através do desenvolvimento de técnicas de imagiologia modernas e de estudos com base científica é que foi possível formular critérios sólidos para o tratamento dos doentes.

Com o desenvolvimento atual da padronização das categorias de diagnóstico de DTM (intracapsular e extracapsular), a seleção de aparelhos e a gestão a longo prazo podem ser feitas de forma inteligente. Mais recentemente, os investigadores realizaram estudos de acompanhamento de várias terapias com talas e estão agora a fornecer dados para prever o resultado do tratamento. Os efeitos colaterais negativos da escolha incorreta do aparelho, do design e adaptação inadequados e do uso inapropriado do aparelho estão agora sendo percebidos.

Referindo-se ao primeiro volume organizado de abordagens de tratamento, o texto de Gelb[41] defendia uma posição equilibrada neuromuscular ideal com relações bilaterais ideais entre o côndilo, a fossa e a mandíbula. Uma consideração de tratamento era que os aparelhos poderiam ser descartados se não fossem eficazes, sem danificar os dentes[41] . O elemento de tempo para este conceito reversível não foi definido e foi baseado numa relação posicional da mandíbula em vez de especificar um problema intracapsular ou extracapsular. O conceito de tratamento total foi o ajuste do aparelho durante um período de 3 a 6 meses, sendo o objetivo do tratamento a terapia oclusal permanente numa nova posição. No final da terapia, a posição mandibular representaria uma relação maxilomandibular ortopédica final, que seria então mantida através de equilíbrio, ortodontia e intervenção protética.

Outro texto importante de Morgan et al[82] oferecia abordagens de talas com base num diagnóstico generalizado de dores musculares e articulares. O curso do tratamento foi baseado no nível de alívio da dor do paciente sem esclarecimento de um problema intracapsular específico. As directrizes da terapia com talas não foram discutidas.

No início dos anos 80, ainda não existiam directrizes clínicas adequadas para a terapia com aparelhos intra-orais. Os conceitos de uso de splint a curto prazo com reversibilidade versus alteração oclusal permanente permaneciam vagos e mais anedóticos do que científicos. No entanto, o conceito adicional de que o aparelho actua como um dispositivo de diagnóstico, apareceu agora[53] .

Durante este período, estava a desenvolver-se uma melhor compreensão das doenças intracapsulares. Os médicos começaram a reorganizar as suas abordagens de tratamento com base em perturbações articulares e musculares específicas. Farrar e McCarty colocaram a ênfase no controlo dos problemas intracapsulares.

Após a resolução dos sintomas, os pacientes foram transferidos de uma tala de acrílico para talas de prata cimentadas antes da restauração oclusal. O uso da tala a longo prazo, com a possibilidade de desmame ou uso a tempo parcial, não foi discutido.

Em 1983, Helms et al. apresentaram conceitos de tratamento que ofereciam opções de manejo à medida que o paciente melhorava. O uso prolongado de aparelhos para estabilização poderia ser considerado como uma opção viável para terapias alternativas. Em pacientes selecionados, o uso noturno do aparelho foi considerado um tratamento adequado se os hábitos parafuncionais fossem controlados.[7]

Em meados dos anos 80, a literatura oferecia estudos longitudinais de pacientes tratados durante os anos de "frenesim" das terapias da ATM. Os pacientes podiam funcionar bem com estalidos articulares assintomáticos e sem interferência, e a presença de ruído articular residual não previa morbilidade se não fosse tratada. Pacientes com distúrbios musculares devido a hábitos parafuncionais excessivos podem ser tratados com o uso de talas a longo prazo. No entanto, foi necessário um desenho específico do aparelho e uma monitorização cuidadosa para evitar o deslocamento oclusal.

Foram desenvolvidas categorias de diagnóstico que definiam especificamente problemas musculares, articulações com deslocações discais redutoras e articulações bloqueadas. Estas categorias forneceram ao profissional potenciais directrizes para a conceção e gestão do aparelho. Ainda assim, permaneceu alguma falta de uniformidade no desenho do aparelho e no tratamento total do caso (por exemplo, maxilar, mandibular, "vinil macio", "pivotal", "hidrostático", "auto-ajustável" e outros aparelhos). No entanto, como nota positiva, todos estes aparelhos foram apresentados com directrizes mais específicas para a conceção e gestão a longo prazo.

Foi dada maior atenção à terapia com splint protrusivo devido ao potencial de alteração oclusal irreversível. Em certos pacientes, mesmo que os discos não pudessem ser recapturados, não havia previsibilidade de manter essa relação e talvez o uso de splints de reposicionamento anterior fosse contraindicado em certos pacientes. Se a recaptura do disco fosse bem-sucedida, a terapia com splint a longo prazo poderia permitir o desmame da relação maxilomandibular habitual sem a necessidade de restauração oclusal. Okeson[88] verificou que, após uma terapia com talas bem sucedida e após o desmame para a oclusão de apresentação habitual, uma amostra da população de doentes teve uma melhoria de 75% na dor e disfunção, apesar de o estalido ter voltado.

A literatura recente tem analisado de forma crítica, mas favorável, o uso da terapia com aparelhos prolongados em oposição à alteração oclusal irreversível. Isso se deve a uma melhor compreensão da complexidade da função dentária do paciente com DTM. Também existe atualmente uma melhor compreensão da resposta das estruturas da ATM aos processos abusivos e do potencial de cura destes componentes.

Friction et al. descreveram diferentes protocolos de tratamento para estágios definidos de desarranjo interno da ATM, usando técnicas variadas de manejo de talas por até 6 meses ou mais.

Okeson[86] considerou o aparelho oclusal como uma "modalidade reversível e não invasiva que pode ajudar a controlar os sintomas de muitos distúrbios da MT" durante a terapia inicial e a longo prazo.

Está bem documentado que as interferências dentárias no arco de fecho do RC hiperactivam o músculo pterigóideo lateral[95] ; as interferências dentárias posteriores durante os movimentos excursivos da mandíbula causam hiperatividade dos músculos de fecho[79] , e a eliminação dos contactos excursivos posteriores por orientação anterior diminuiu significativamente os sintomas crónicos de hiperatividade muscular com o uso de talas durante 24 horas. A eficácia da terapia com talas na redução dos índices de dor e da hiperatividade muscular está bem documentada.

Nenhum relatório sobre talas estaria completo sem uma compreensão do papel do

RC para o sistema estomatognático saudável. Para que o côndilo assente completamente sob o disco nesta posição ântero-superior, o pterigóideo lateral deve relaxar completamente devido à sua ligação ao disco através do ventre superior. Se este músculo permanecer contraído após a hiperatividade, o disco será puxado anteromedialmente (ao longo da direção da origem do músculo) e não assentará completamente sobre o côndilo. Quando o disco é carregado numa mordida de força ou através de actividades parafuncionais, o disco, o músculo anexado, a cabeça do côndilo, os ligamentos do côndilo e os tecidos retrodiscais podem suportar cargas de forças excessivas e ser danificados se o conjunto côndilo-disco não estiver corretamente relacionado com a fossa. A sobrecarga crónica e aguda do conjunto côndilo/disco, quando este se encontra fora da sua posição fisiológica normal, contribui grandemente para o termo "desordem temporomandibular". As articulações temporomandibulares são portadoras de carga[60] , e susceptíveis de sobrecarga. Num estudo, quando foram colocadas talas em macacos, verificou-se um desvio lateral da posição de fecho da RC, bem como alterações da densidade óssea nos côndilos que não foram encontradas quando foram utilizadas talas de RC[27] . Isto levou à rutura da cartilagem e artrite nas cabeças condilares.

A relação cêntrica é a disposição óptima da articulação, do disco e do músculo. Uma pessoa pode funcionar se a disposição for anterior a esta posição, mas a dentição deve permitir que o côndilo e o disco regressem sem impedimentos para desempenharem a sua função de suporte de carga. Esta posição é consistentemente repetível devido ao batente ósseo para o côndilo/disco estar para baixo e para a frente contra a eminência articular. Para manter uma vantagem mecânica, o aperto máximo deve ser efectuado nesta posição. A terapia com talas deve utilizar a RC como a posição final de tratamento, exceto em situações em que a inflamação da articulação torna esta posição desconfortável. O doente pode utilizar a sua posição condilar ântero-inferior até que a inflamação desapareça (aproximadamente 7 dias) e ser reintroduzido na posição CR antes de ocorrerem alterações permanentes no músculo, disco ou tecidos de suporte.

A terapia com talas pode ser uma importante ferramenta de diagnóstico para determinar os padrões de desgaste, hábitos de bruxismo e estado da DTM. Os padrões de desgaste que existem na tala são reintroduzidos na dentição natural quando a tala não é usada. Um padrão horizontal de "pastoreio" indicaria um esquema oclusal diferente de uma mordida vertical "cortante". Os hábitos de bruxismo também deixam a sua marca na superfície das talas de resina acrílica dura. Num estudo realizado por Holmgren et al[52] , as indentações indicaram apertamento isométrico em 13% dos indivíduos, apertamento mandibular bilateral em 71%, excursão unilateral em 13%, e movimentos protrusivos em 3%. A informação obtida a partir dos padrões de desgaste das talas ajuda a determinar as configurações oclusais, o material, a escolha, as alturas e formas das cúspides, as angulações de orientação, as cargas axiais, o envelope de função e a zona neutra.

O estado anatómico e fisiológico da articulação também pode ser avaliado em parte pelo uso da tala. Se um doente se sentir rapidamente confortável com uma tala, isso pode ser uma indicação de que a doença é muscular. Se os sintomas piorarem com o uso permissivo da tala, isso pode indicar um problema de desarranjo interno (disco) (talvez causado pela região livre da cabeça do côndilo de volta aos tecidos retrodiscais sem alojamento pelo disco) ou um erro no diagnóstico inicial. Por si só, esta informação tem limitações. No entanto, com um exame completo das DTM e da oclusão, esta informação pode ser uma peça inestimável do puzzle de diagnóstico.

Uma tala permissiva nocturna equilibrada em CR pode proteger os dentes do desgaste extensivo causado pela atividade parafuncional (bruxismo). Estudos sugerem que o bruxismo existe em 6,5% a 88% da população. Gibbs et al[43] descobriram que a força de mordida mais elevada registada durante o bruxismo foi de 975 libras e que a força de mordida em alguns bruxófilos pode ser até 6 vezes superior à dos não bruxófilos. A força de mordedura máxima média medida durante o bruxismo é de 162 libras[43] . Estes dados indicam porque é que as forças geradas durante a atividade nocturna podem destruir a dentição. Uma tala não balanceada em RC mostrará um aumento no desgaste localizado (geralmente na parte posterior da tala). A tentativa do dorminhoco de chegar ao CR (a posição mais superior de suporte ósseo) com a ajuda dos músculos elevadores é interrompida pela tala.

Holmgren et al[52] demonstraram que as talas não impedem o bruxismo, mas redistribuem a carga suportada pelos dentes e pelo sistema mastigatório. Os splints também ajudam a atenuar a proprioceção do ligamento periodontal. As fibras proprioceptivas contidas no ligamento periodontal de cada dente enviam mensagens nervosas para o sistema nervoso central. Indicam a quantidade de força exercida sobre cada dente e podem acionar padrões musculares para proteger os dentes da sobrecarga. Uma tala pode equilibrar a saída da propriocepção. Hellsing[49] demonstrou experimentalmente como o músculo se altera imediatamente com o contacto com o dente e que o feedback aferente periodontal (propriocepção) deve ser responsável por esta rápida adaptação. Hannam et al[48] também descobriram que, em gatos, a estimulação de receptores de pressão na membrana periodontal levou a um reflexo de abertura da mandíbula. Isso ajuda a esclarecer por que os dentes devem ser mantidos em equilíbrio com o conjunto côndilo/disco para manter a harmonia neuromuscular no associado.

Num estudo de Nitzan[85] , foi medida a pressão no espaço articular superior de doentes com deslocações do disco articular. Quando os pacientes cerravam os punhos ao máximo, as pressões registadas atingiam até 200 mm Hg. Quando foi colocado um aparelho plano, não foi registada nenhuma pressão significativa (nenhuma pressão de hiperfusão capilar). Isto dá credibilidade à terapia com talas de estabilização do ponto de vista molecular.

Existe literatura credível suficiente para apoiar a utilização da terapia com talas para reinstituir a harmonia neuromuscular num sistema mastigatório comprometido. Os médicos dentistas têm a responsabilidade de compreender e fornecer este tratamento, monitorizar a condição e encaminhar o doente para outro médico, se necessário.

REVISÃO DA LITERATURA

Dobson D.P. e Sowter J.B. (1961)[31] - afirmaram que muitos pacientes beneficiam da cooperação entre médicos e dentistas. Os investigadores demonstraram como um aparelho dentário relativamente simples facilitou a terapia de radiação num paciente com carcinoma de células escamosas indiferenciado na área do maxilar direito.

George W.A. (1961)[42] - enfatizou a importância do controlo da hemorragia oral pós-operatória em pacientes hemofílicos. O autor descreveu a fabricação de um stent elástico para auxiliar no controle do sangramento pós-extração. O stent tinha a caraterística única de ser semirrígido, de modo a manter a sua forma à temperatura da boca e, ao mesmo tempo, ter flexibilidade suficiente para permitir a sua entrada em sulcos médios e espaços interproximais sem dor ou lesão.

Boucher L.J. e Moss R. (1964)[16] - referiram várias vantagens da descompressão de grandes quistos maxilares em relação à remoção cirúrgica imediata. Os investigadores descreveram três métodos de descompressão de quistos maxilares de grandes dimensões através da utilização de stents:-

1. Stent de prótese parcial removível imediata.
2. Stent para prótese completa.
3. Stent imediato num dente.

Concluíram que a situação dentária e a localização do quisto indicam a necessidade específica de qualquer um dos tipos ou de uma combinação dos mesmos.

Beder O.E. (1964)[10] - estudou as sequelas da perda de uso das extremidades em tetraplégicos e concebeu aparelhos intra-orais para estes doentes. Estes foram concebidos para permitir que estes pacientes desempenhem determinadas funções, tais como agarrar, levantar, beber e mover objectos. O incentivo e a moral destes doentes foram assim aumentados.

Santiago A. (1965)[102] - estudou os efeitos nocivos da radiação ionizante no tratamento de lesões malignas da cavidade oral. Discutiu os princípios seguidos no tratamento por radiação de doenças malignas da cavidade oral e descreveu uma técnica de fabrico de um stent intra-oral, que proporciona a direção e a fixação do feixe de radiação.

Adisman J.K. e Birnbach S. (1966)[1] - afirmam que os pacientes que sofreram ressecções parciais da mandíbula e que necessitam de procedimentos plásticos reconstrutivos secundários envolvendo um enxerto ósseo podem necessitar de terapia protética para assegurar resultados funcionais e estéticos. Os cientistas defendiam a construção de uma prótese cirúrgica para um paciente submetido a um enxerto ósseo de uma secção da mandíbula. As restaurações utilizadas para a estabilização do novo segmento de osso incorporaram características necessárias para a imobilização mandibular durante o período de cicatrização e também para a restauração da mastigação, deglutição e harmonia oclusal.

Prowler J.R. (1967)[93] - sugeriu um procedimento cirúrgico concebido para aumentar o tamanho intra-oral do rebordo residual. O procedimento implica o reposicionamento da mucosa bucal na superfície lingual do rebordo residual e da base mandibular, e a substituição do tecido bucal por um enxerto de pele dividida. Nesta técnica, um stent de vestibuloplastia é colocado após a cirurgia e os procedimentos protéticos são iniciados aproximadamente 10 dias após a cirurgia.

Brown K.E. (1968)[17] - afirmou que, quando as condições patológicas restringem a abertura mandibular, um dispositivo de abertura dinâmica com carga elástica pode frequentemente ajudar a melhorar a abertura limitada da mandíbula. A aplicação de pressão é derivada da tensão elástica em hastes que estão ligadas a stents oclusais. Defendeu que o posicionamento da tensão elástica é fundamental para a direção da força de abertura e para a estabilização dos stents.

Sabin H. e Saltzman E. (1970)[1 ◦1] - defenderam dois tipos de talas mandibulares para imobilização nas fracturas cirúrgicas da mandíbula -

1. Tala simples de resina acrílica para a mandíbula edêntula.

2. Uma tala seccionada de resina acrílica ou de prata fundida do tipo "lock" quando estão presentes dentes naturais.

Os autores concluíram que as talas intra-orais construídas antes da operação foram muito eficazes em proporcionar uma excelente fixação e uma boa acessibilidade e conforto pós-operatórios.

Riley C. (1971)[97] - reconheceu o problema da construção de uma prótese mandibular funcional, num rebordo alveolar gravemente atrofiado, e sugeriu uma nova técnica para a construção de um stent cirúrgico para vestibuloplastia e enxertos de pele do rebordo alveolar, em que a prótese existente do doente é utilizada e alargada com um material de revestimento de prótese macio. A aceitação e a recuperação do doente foram melhoradas pela presença e utilização constantes das suas próteses existentes e familiares.

Aramany M.A. e Drane J.B. (1972)[3] - sugeriram uma técnica simplificada para a construção de stents de radiação para pacientes dentados. A técnica envolve a utilização de um padrão de cera direta a partir do qual é feito um stent de resina de cura a frio. A técnica simplificada requer apenas uma consulta clínica curta e elimina as manipulações intra-orais demoradas para fazer as impressões e obter registos da relação da mandíbula.

Aramany M.A. e Drane J.B. (1972)[4] - descreveram uma técnica simples para a construção de próteses de proteção contra a radiação para pacientes edêntulos. Foi formado um padrão de cera direto numa base de resina acrílica de cura a frio e foi incorporado no procedimento um método direto para aplicar o material de proteção contra a radiação no stent.

Donnelly M.W. e Beder D.E. (1972)[32] - defenderam uma técnica de fabrico de um aparelho manipulativo para um doente que tinha perdido as extremidades devido a uma lesão neurológica cervical. O aparelho foi concebido de forma a permitir que a doente realizasse actividades que lhe dessem moral, tais como agarrar, levantar e mover objectos.

Blaine H.L. e Nelson E.P. (1973)[11] - sugeriram um método melhorado para a conceção de uma prótese de bengala para dar aos doentes tetraplégicos algum grau de independência, permitindo-lhes utilizar os músculos da cabeça e do pescoço para realizar as tarefas mais simples da vida. Os autores enfatizaram a estabilidade e o conforto inerentes a esses aparelhos, especialmente se for previsto um uso frequente e prolongado.

Goss A.N. e Brown R.O. (1975)[46] - reconheceram um grande problema associado às talas de artilharia: é difícil estabelecer a dimensão vertical correcta da face. Os autores apresentaram um procedimento para a construção de uma tala de gunning modificada, que permitia ao cirurgião ajustar a dimensão vertical da face em até 2 cm no momento da operação; além disso, também permitia a conclusão da redução e fixação numa única operação.

Kovaleski W.C. e Boever J.D. (1975)[61] - estudaram a influência das talas oclusais na posição e musculatura da mandíbula em pacientes com disfunção da ATM e sugeriram que, após o uso de uma tala oclusal de plano de mordida durante um mês, há uma diminuição dos sintomas musculares da ATM e um aumento do número de períodos silenciosos provocados durante o toque com a tala oclusal na boca.

Roura N. e Clayton J.A. (1975)[99] - realizaram um estudo para observar o efeito da terapia com talas de mordida oclusal na disfunção da ATM dos sujeitos e na sua capacidade de reproduzir os movimentos da borda. Os pesquisadores resumiram que um mês de terapia com talas oclusais aliviou a maioria dos sinais e sintomas da disfunção da ATM, mas, ao mesmo tempo, a terapia com talas, por si só, pode não garantir o alívio dos sintomas a ponto de o indivíduo conseguir traçar movimentos reprodutíveis do rebordo mandibular.

Santiago A. (1975)[103] - analisou os procedimentos para o fabrico de próteses para utilização em radioterapia e afirmou que, tendo em conta o elemento tempo envolvido nestes procedimentos, são por vezes necessários métodos mais curtos. Descreveu um método preciso e curto de fabrico de próteses intra-orais para radioterapia, que estava pronto a ser utilizado algumas horas após a realização das impressões.

Firtell D.N., Oatis G.W., Curtis T.A. et al (1976)[37] - documentou a utilização de um enxerto de pele de espessura dividida para alargar a base de uma dentadura numa mandíbula atrófica. Os investigadores aceitaram o requisito de que deve haver um contacto íntimo entre um enxerto de pele de espessura dividida e o periósteo subjacente e descreveram um método para formar um stent para cumprir este critério. O procedimento consistiu na utilização de um molde sobre-extendido e de uma base de resina acrílica feita à medida.

Lutwak E. (1977)[73] - analisou várias próteses de bengala e afirmou que ou são altamente específicas ou sofisticadas e difíceis de fabricar ou são muito rudimentares e unifuncionais. A maioria não está em conformidade com os critérios funcionais e fisiológicos básicos nem é suficientemente capaz de satisfazer as necessidades e capacidades físicas de um vasto espetro de pacientes. Descreveu uma nova prótese de bengala, que era adaptável, e com a bengala de mordida básica e o fecho de fricção, o doente podia alterar a forma e a função do dispositivo para realizar várias tarefas de forma independente.

Carraro J.J. e Caffesse R.E. (1978)[20] - estudaram o efeito das talas oclusais na sintomatologia da ATM e concluíram que tanto a sintomatologia de dor como a de disfunção beneficiarão da terapia com talas. A resposta à dor será significativamente melhor do que a resposta à disfunção. Além disso, 80% dos pacientes que sofrem de síndrome da ATM melhoram ou ficam curados quando a única forma de tratamento é a utilização de uma tala oclusal de cobertura total.

Kass C.A. e Tregaskes J.N. (1978)[57] - afirmam que as talas oclusais são úteis no tratamento de problemas oclusais e da ATM. Ocasionalmente, um paciente encontra-se num estado de desconforto que requer atenção imediata. Os autores descreveram uma técnica que permite o fabrico rápido e eficaz de uma tala oclusal no consultório dentário.

Louis I (1978)[71] - analisou o tratamento da síndrome da ATM por pivots e resumiu que o resultado do tratamento foi satisfatório em 71,7% dos pacientes e aceitável em 18,3%. Foi também observado que o tratamento foi aceite por 95% dos pacientes, pelo que é tecnicamente fácil de executar e não é particularmente demorado.

Krammer R.V. (1979)[62] - sugeriu uma nova técnica para a construção de talas oclusais com várias vantagens. A tala podia ser colocada na boca sem traumas indevidos, não interferia com os tecidos gengivais livres do palato, tinha uma retenção adequada, exigia poucos ou nenhuns ajustes na cadeira e era realizada com equipamento relativamente pouco sofisticado.

Beard CC e Clayton J.A. (1980)[9] - estudaram o efeito da terapia com talas oclusais na disfunção da ATM e concluíram que a terapia com talas oclusais reduziu os sintomas musculares da disfunção da ATM de incoordenação para uma função coordenada. Todos os pacientes voltaram a apresentar os sintomas musculares da disfunção da ATM anteriores ao tratamento após a remoção da tala oclusal. Além disso, a utilização da terapia com talas oclusais, por si só, para tratar os músculos da disfunção da ATM não é suficiente para manter a coordenação muscular.

Goharian R.K. e Neff P.A. (1980)[45] - descreveram o efeito dos aparelhos de contenção oclusal na ATM e na dor facial. Eles sugeriram que a etiologia da síndrome da ATM é geralmente multifatorial. A região etiológica é geralmente a dentição e sua relação oclusal. Os sintomas são normalmente minimizados durante o tratamento, e uma grande percentagem é eliminada. O estudo indicou uma melhoria de 88% no envolvimento muscular e de 84% na síndrome da ATM após a utilização da tala oclusal e do ajuste oclusal.

Okeson J.P., Kemper J.T. e Moody P.M. (1982)[87] - realizaram um estudo sobre a utilização de talas oclusais no tratamento de pacientes agudos e crónicos com desordens craniomandibulares e observaram que, dos 33 pacientes, 28 apresentaram melhorias nos resultados observáveis da dor, 27 apresentaram um aumento na distância interincisal máxima confortável e 21 apresentaram um aumento na abertura mandibular máxima. Quando os pacientes foram divididos em dois grupos de acordo com a duração dos sintomas, não houve diferença significativa entre os sintomas dos grupos ou suas respostas ao tratamento.

Manns A. e Miralles R. et al (1983)[78] - utilizaram talas oclusais construídas com três alturas verticais diferentes para estudar a influência da dimensão vertical na etiologia do bruxismo e da síndrome M.P.D.. Os investigadores verificaram que o uso temporário de talas oclusais com uma altura vertical superior à posição de repouso fisiológico não promoveu um maior tónus muscular ou hiperatividade dos músculos da mandíbula. Assim, o alongamento dos músculos elevadores até à dimensão vertical de menor atividade EMG ou próximo desta, através de talas oclusais, é mais eficaz na produção de relaxamento neuromuscular.

Hellsing G. (1984)[49] - estudou a adaptação funcional a mudanças na dimensão vertical usando talas oclusais e resumiu que todos os sujeitos mudaram prontamente a sua posição postural mandibular (PP) para fornecer uma distância interoclusal sem tensão apesar de um aumento na inserção da tala ou diminuição na retirada da tala da dimensão vertical entre 3 e 8 mm. O estudo demonstrou que o tónus muscular da mandíbula se adapta facilmente a mudanças extremas na dimensão vertical.

Wood W.W e Tobias D.L. (1984)[114] - observaram a resposta EMG à alteração dos contactos dentários em talas oclusais durante o aperto máximo e resumiram que o aperto máximo produziu um aumento na atividade muscular global numa tala oclusal equilibrada e uma diminuição na atividade muscular global numa tala oclusal anterior. Mudanças no número de contactos dentários não causaram mudanças na atividade muscular total durante o apertamento máximo, enquanto que mudanças na posição dos contactos dentários alteraram a atividade muscular total durante o apertamento máximo.

Anderson G.C., Schulte J.K. e Goodkind R.J. (1985)[2] - compararam o reposicionamento mandibular ortopédico e a terapia com talas oclusais planas para o tratamento de pacientes com desarranjo interno da ATM com redução. Os investigadores observaram que o tratamento de reposicionamento mandibular produziu uma melhoria significativa subjectiva e objetiva na disfunção dos pacientes, enquanto o tratamento com talas oclusais planas não produziu alterações significativas no nível de disfunção dos pacientes. O tratamento de reposicionamento mandibular também pode eliminar o clique recíproco do desarranjo da articulação interna com redução.

Barret G.D. (1985)[8] - recomendou a técnica de aumento cirúrgico NRHA (hidroxiapatite não reabsorvível) para restaurar a morfologia deficiente do rebordo para um estado melhorado para a reabilitação protética e satisfação do paciente. Descreveu um novo desenho e técnica de fabrico de um stent cirúrgico para o aumento de hidroxiapatite do rebordo edêntulo para proporcionar um resultado protético pós-cirúrgico positivo e previsível.

Kydd W.L. e Daly C. (1985)[66] - reconheceram a falta de provas definitivas da contribuição de factores mecânicos e psicológicos para o bruxismo e realizaram um estudo para considerar -

1) Diferenças na duração da atividade do músculo masseter em bruxómanos em comparação com não bruxómanos e

2) Efeitos de uma tala oclusal no ranger de dentes noturno em indivíduos com história de bruxismo.

O resultado do estudo demonstrou que as talas oclusais usadas durante a noite não reduziram significativamente a atividade de bruxismo. Observou-se que os bruxistas contraem os músculos masseteres aproximadamente quatro vezes mais do que os indivíduos de controlo.

Pavone B.W. (1985)[92] - estudou o efeito do bruxismo nos dentes naturais e sugeriu a utilização de talas oclusais como uma das opções de tratamento para contrariar os efeitos nocivos do cerramento e do ranger de dentes. Para tal, o paciente foi treinado a fechar em relação cêntrica, a imobilizar a mandíbula e a relaxar os músculos mandibulares.

Ito T. Gibbs C.H., Young H.M. et al (1986)[54] - efectuou um estudo para estimar a carga sobre as ATMs, comparando os movimentos condilares durante o aperto em diferentes tipos de talas oclusais -

1) Tala de estabilização,
2) Tala de reposicionamento anterior
3) Tala anterior
4) Pivôs bilaterais do segundo molar e
5) Pivô unilateral do segundo molar.

Os cientistas observaram que as talas concebidas sem suporte dentário posterior resultaram num movimento condilar superior durante o aperto. Morder uma tala anterior foi um método eficaz para guiar os côndilos para uma posição superior. A mordida em pivôs posteriores bilaterais não distraiu os côndilos. O apertamento e a elevação manual com um pivô posterior unilateral criaram inclinação da mandíbula.

Laskin D.M. e Block S. (1986)[70] - sugeriram a terapia com talas para o tratamento da síndrome MPD quando a terapia caseira e a medicação de curto prazo não eram completamente bem sucedidas ou quando havia uma história de hábitos de cerramento ou ranger de dentes. Os autores defendem que a tala anterior superior do tipo Hawley é a mais eficaz, pois evita a oclusão dos dentes posteriores, prevenindo assim a maioria das formas de atividade parafucnional.

Torres C.P., Shimoda L.M. Shernoff A.F. (1986)[112] - recomendou a utilização de stents de vinil macio para facilitar o aumento dos rebordos atróficos anteriores do maxilar com hidroxiapatite. Os autores apresentaram um método de fabrico rápido de um stent a partir de material de resina de vinil macio para proteção da boca e sugeriram que o risco de aumento excessivo e migração da hidroxiapatite particulada para uma área indesejada será minimizado se o stent for utilizado como matriz.

Okeson J.P. (1987)[90] - investigou os efeitos de talas oclusais duras e macias na atividade muscular nocturna. A atividade muscular nocturna dos participantes foi registada enquanto usavam uma tala oclusal dura e depois uma tala oclusal macia. A tala oclusal dura reduziu significativamente a atividade muscular, enquanto a tala oclusal macia provocou um aumento estatisticamente significativo da atividade muscular em cinco dos dez participantes.

Yard R.A. e Latta G.H. (1987)[115] - descreveram uma técnica para o fabrico de um stent cirúrgico seccional que facilita um resultado pós-cirúrgico previsível com o aumento do rebordo residual de hidroxiapatite.

Okeson J.P. (1988)[88] - estudou o efeito do tratamento a longo prazo de distúrbios de interferência de disco da ATM com um splint oclusal de reposicionamento anterior e observou que, ao fim de 8 semanas, 80% dos pacientes estavam livres de som e dor na articulação. A tala de cada paciente foi então gradualmente modificada até que a condição oclusal original do paciente fosse restabelecida. Os pacientes foram reavaliados após 2 anos e meio. Verificou-se que 75% dos pacientes não apresentavam dores articulares.

Santos J.D., Suzuki H., Ash. M.M. (1988)[104] - analisou o equilíbrio das talas oclusais através de modelos mecânicos bidimensionais e afirmou que a inserção de uma tala oclusal intra-oral tenderá a produzir uma diminuição da pressão na articulação e um aumento da força de reação ao nível dos dentes e da tala. A presença de uma rampa de orientação na superfície de uma tala oclusal tenderá a aumentar a pressão na articulação com menor força de reação ao nível da dentição e da tala.

Jagger R.G. e Milward P.J. (1995)[56] - salientaram a eficácia dos protectores bucais na prevenção de lesões orofaciais em desportos de contacto. Afirmaram que os protectores bucais convencionais cobrem apenas os dentes maxilares, proporcionando uma proteção limitada à mandíbula. Os autores descreveram uma técnica de construção de um protetor bucal bimaxilar, que cobria ambas as arcadas dentárias com a mandíbula aberta numa posição pré-determinada. A cobertura adicional proporcionou uma proteção extra contra golpes frontais e laterais nos dentes mandibulares.

Davis C.R. (1996)[29] - descreveu uma técnica simples para manter adequadamente uma boa orientação anterior em talas concebidas para o tratamento de bruxismo severo. O autor afirmou que existe uma preocupação com os pacientes cujo hábito parafucnional é suficientemente grave para continuar durante a terapia com a tala e pode rapidamente resultar em sulcos profundos cortados na tala de resina acrílica.

Hobo S. (1996)[51] - efectuou um estudo sobre a oclusão nas desordens temporomandibulares e o tratamento após a terapia com talas oclusais. Após a terapia com splint oclusal, sugere-se que o dentista trate a oclusão dos pacientes de acordo com o procedimento de duas fases, que não requer a medição da trajetória condilar. Se o dentista criar a oclusão corretamente, a trajetória condilar pode ser corrigida, minimizando assim o microtrauma que causa a DTM.

Boero R.P. (1997)[13] - estudou a fisiologia da terapia com splints e revisou quatro tipos básicos de splints em relação ao seu sucesso na resolução de várias desordens temporomandibulares. O estudo centrou-se no facto de que, uma vez que a posição da fossa do disco do côndilo, o padrão de contacto oclusal e a dinâmica do músculo mastigatório estão inter-relacionados, as talas podem causar alterações fisiológicas com a modificação desta relação dente, articulação e músculo.

Kurita.H. Kurashina K. e Kotani A. (1997)[65] - realizaram um estudo retrospetivo para avaliar o efeito da terapia com tala oclusal de cobertura total da maxila (tala de estabilização) para desordens temporomandibulares específicas e os seus sintomas/sinais. A partir deste estudo, foi sugerido que a terapia com tala de estabilização pode ser uma modalidade de tratamento útil no tratamento de desordens temporomandibulares, especialmente para os pacientes sem evidência clínica de disco deslocado.

Bohlig K.G., Tom W.P e Anderson G.C. (1998)[14] - avaliaram quantitativamente o desgaste posterior após 3 meses nas superfícies oclusais das talas de estabilização maxilar. Os investigadores observaram que, para as talas oclusais de cobertura total, o fenómeno de desgaste do aparelho pode ser específico do local e, se não for perturbado, pode produzir dois extremos de elevado desgaste e uma zona de baixo desgaste no meio.

Greene P.R. (1998)[47] - reconheceu o problema da perda de cobertura gengival para os dentes e a formação de "triângulos negros" inestéticos entre os dentes devido à perda de gengiva interdentária na sequência de doença periodontal. O autor descreveu uma técnica simples de moldagem em duas fases para fabricar uma máscara gengival confortável e de ajuste exato. Foi sugerido que a máscara de silicone também pode ser utilizada como uma medida provisória para melhorar o aspeto das coroas anteriores após a terapia periodontal inicial, para dar tempo à cicatrização e ao estabelecimento da estabilidade periodontal e do prognóstico.

Capp N.J. (1999)[19] - discutiu a importância da estabilidade oclusal e as possíveis consequências da sua perda. O autor também descreveu o papel dos aparelhos oclusais na proteção dos dentes contra o desgaste e sugeriu que uma tala oclusal é uma parte eficaz da gestão pré-restauração e pode também ter um papel valioso na proteção dos dentes e da restauração contra cargas excessivas e desgaste adicional.

Christenen G.J (2000)[24] - discutiu o papel das talas oclusais em pacientes com bruxismo e cerramento e sugeriu que as talas devem ser robustas e relativamente espessas. Deve haver pelo menos 1,5 a 2,0 mm de material na área mais fina dos dentes posteriores e cada dente oposto deve ter um batente cêntrico para evitar a extrusão dos dentes opostos. O autor defendeu que os pacientes devem ser aconselhados a usar a tala todas as noites ao se deitarem e também durante o dia, quando estiverem psicologicamente stressados.

Sato S., Hotta T.K e Pedrazzi V.(2000)[105] - estudaram clinicamente o papel da tala de sobreposição oclusal na gestão do desgaste dentário num homem de 43 anos. O paciente foi monitorizado clinicamente para avaliar a adaptação ao splint de sobreposição oclusal removível durante um período experimental de 4 meses e com as restaurações provisórias durante 6 meses. Obteve-se um resultado clínico satisfatório com a restauração do VDO, com uma melhoria da estética, da função e da eliminação da dor muscular.

Christensen G.J (2001)[23] - analisou seis condições anómalas relacionadas com a oclusão que parecem ser patológicas - bruxismo, cerramento, trauma oclusal primário, trauma oclusal secundário, disfunção temporomandibular e abfracções. O papel das talas de oclusão como modalidade de tratamento foi enfatizado em 4 das seis condições, nomeadamente bruxismo, cerramento, disfunção temporomandibular e abfracções.

Dylina T.J (2001)[33] - utilizou uma revisão da literatura para determinar um desenho de tala eficaz para os diferentes graus de problemas temporomandibulares. O autor sugeriu que existe literatura credível suficiente para apoiar a utilização da terapia com talas para reinstituir a harmonia neuromuscular num sistema mastigatório comprometido.

Maeda Y., Ikuzawa M., Mitane T. et al (2001)[75] - estudaram clinicamente o efeito das talas macias bimaxilares para pacientes com apertamento duro inconsciente e descreveram uma técnica de fabrico para a tala macia bimaxilar. Os autores sugeriram que o desenho do protetor bucal bimaxilar era vantajoso porque sua elasticidade permitia que os pacientes apertassem a boca livremente sem ferir o tecido circundante.

Verma N., Aras M,, Singh R.K., et al (2003)[113] - apresentou uma técnica simplificada e economizadora de tempo para a construção de uma tala de estabilização em consultório. Os autores defendem que as talas de estabilização são as mais utilizadas e as mais versáteis de todas as talas utilizadas no tratamento da dor e do desconforto relacionados com a articulação temporomandibular e o bruxismo. Os investigadores afirmaram que um dos principais factores de atraso no tratamento imediato da desordem temporomandibular é o tempo necessário para a construção da tala e, por isso, criaram uma técnica simples para a construção da tala.

Vair C. e Dange S.P (2003)[83] - consideraram a recessão gengival como uma sequela comum da doença periodontal, trauma ou cirurgia e sugeriram uma gestão estética da recessão gengival. Os autores descreveram uma técnica de fabrico de uma máscara gengival flexível que permite a muitos pacientes voltar a sorrir com confiança.

I. DISPARO DE TIROS[21]

Este dispositivo protético é normalmente construído para uma boca edêntula para manter juntos segmentos fracturados de ossos mandibulares ou maxilares e para imobilizar os maxilares em oclusão.

TIPOS:

1. Tala de canhão de uma peça
2. Tala de canhão de duas peças
3. Tala de armar modificada
4. Uma tala de tiro melhorada

1. TALA DE CANHÃO DE UMA PEÇA

As placas de base superior e inferior são unidas numa relação vertical e cêntrica adequada com um rebordo de mordida (figura-1). Uma ligadura extra-oral de Barton ou uma ligadura elástica do queixo imobiliza esta tala.

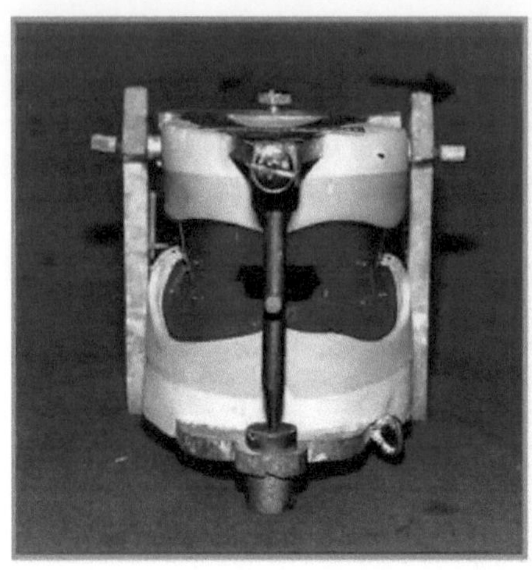

Fig.1

2. *TALA DE CANHÃO DE DUAS PEÇAS*

São construídas talas separadas para a maxila e a mandíbula, utilizando a seguinte técnica. A impressão da maxila e da mandíbula edêntulas é efectuada com hidrocolóide irreversível e são vertidos modelos em pedra. As relações verticais e cêntricas são então registadas, os modelos são montados num articulador e são construídas placas de base e aros de mordida interoclusais para cada arcada. Nas áreas dos incisivos, são criados espaços nos rebordos para facilitar a respiração, a alimentação e eventuais vómitos pós-anestésicos. Na superfície oclusal são criados botões macho e fêmea com 3 a 5 mm de profundidade para que as duas talas possam ser interligadas para manter o cêntrico correto (figura 2).

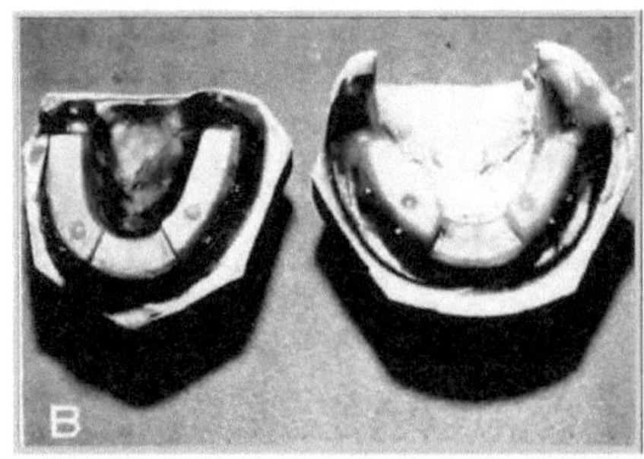

Fig.2

São colocados dois a quatro ganchos de arame dobrado de aço inoxidável em ambos os flanges vestibulares das bases enceradas para utilização futura na ancoragem dos elásticos intermaxilares. As talas enceradas são revestidas, lavadas, embaladas e curadas. As talas são removidas do frasco e aparadas (figura 3).

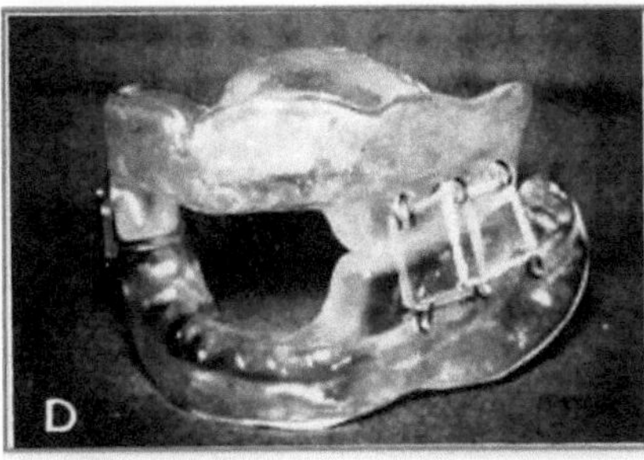

Fig.3

Em ambos os lados da tala inferior, são efectuados dois orifícios através do rebordo na área do primeiro molar para imobilizar a tala na arcada inferior através de fios circunferenciais. Em ambos os lados da tala superior, são efectuados dois ou três orifícios no rebordo vestibular para possível utilização na imobilização da tala superior em qualquer osso facial saudável que o cirurgião deseje.

A tala de duas peças é depois polida e colocada para controlo final.

3. TALA DE ARMAR MODIFICADA

Se o doente tiver próteses maxilares e mandibulares completas, os incisivos podem ser removidos e usados como talas com a adição de fios interdentários. São aplicados três ganchos para ancorar os elásticos e são efectuados orifícios vestibulares nas bases superior e inferior para imobilizar as talas nas arcadas (figura 4).

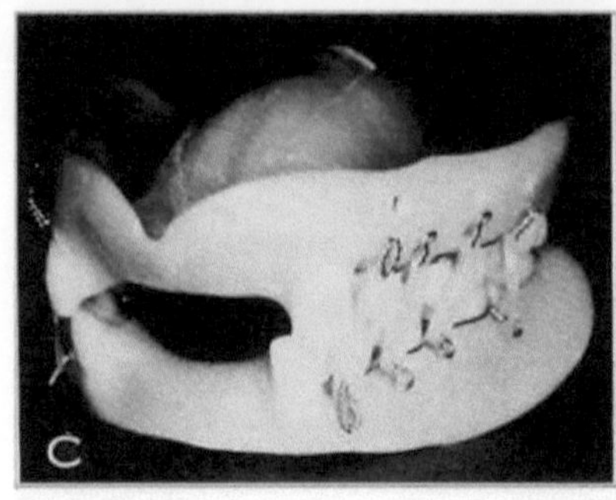

Fig-4

Uma outra tala de armar modificada é feita a partir de dentaduras fracturadas. Os fragmentos das dentaduras são reparados e os incisivos são removidos nas dentaduras superiores e inferiores. Os laços interdentários de Ivy são colocados e torcidos para formar ganchos para ancorar os elásticos intermaxilares. Também são efectuados furos para imobilização de um maxilar. Uma alternativa possível é a colocação de barras de arco no aspeto facial das próteses (figura 5).

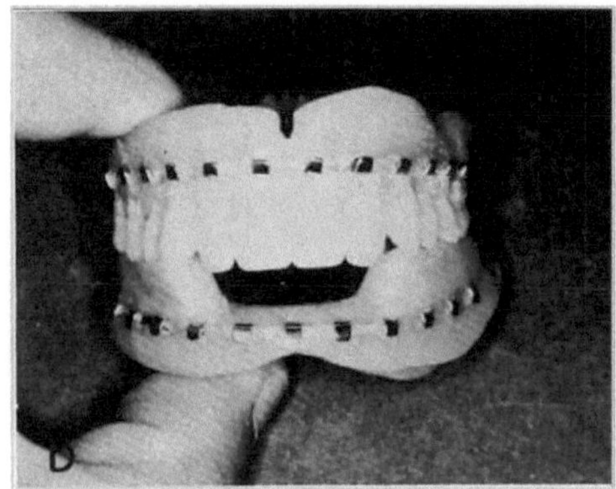

Tala de armar modificada com anéis interdentários Ivy

Fig.5

4. UMA TALA DE TIRO MELHORADA

As talas de gunning, de um tipo ou de outro, têm sido utilizadas como auxílio à fixação de maxilares edêntulos fracturados há mais de um século e o tipo mais comum de tala tem sido amplamente utilizado nos últimos vinte anos. Isto implica que existe uma satisfação geral com esta tala para o tratamento de maxilas edêntulas fracturadas. Um grande problema associado às talas de Gunning é que pode ser difícil estabelecer a dimensão vertical correcta da face. Isto é particularmente verdade em doentes com lesões maxilo-faciais graves e quando, como acontece frequentemente, as próteses existentes se perderam ou foram destruídas. Por isso, foi criada uma tala de gunning modificada que permite ao cirurgião ajustar a dimensão vertical da face até 2 cm no momento da operação; a modificação adicional permite a conclusão da redução e fixação numa única operação. A caraterística principal desta modificação é uma almofada oclusal de resina acrílica macia em ambas as talas maxilar e mandibular, que pode ser aparada durante a operação até se obter a dimensão vertical oclusal correcta e estável.

PROCEDIMENTO

Etapas da construção da tala

1) São obtidas impressões de ambas as arcadas utilizando um hidrocolóide irreversível ou um composto de impressão e são feitos moldes em pedra. Se houver uma fratura grosseiramente deslocada subjacente à tala, o molde é cortado e reaproximado para uma forma de arco simétrico.

2) Toda a área da base da prótese é coberta com cera dentária cor-de-rosa$^{1}/_{8}$ polegada de espessura. A espessura usada determina a espessura do revestimento macio da tala final. Blocos de cera$^{1}/_{2}$ polegadas de altura e$^{1}/_{4}$ polegadas de largura são colocados ao longo do rebordo alveolar residual nas regiões pré-molar e molar (figura 6).

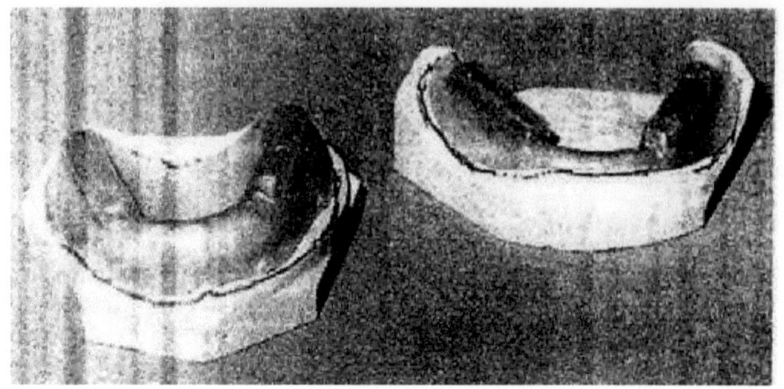

Os blocos de cera nas regiões bicúspide e molar estão ligados a bases de cera espessas. (Fig.6)

3) As conchas de resina acrílica são então construídas com resina de cura a frio sobre os aros de cera. Deve ter-se cuidado para que as conchas não sejam demasiado estendidas e fiquem muito aquém de todas as fixações musculares nos maxilares. A resina acrílica deve ser mais espessa na linha média, uma vez que esta é uma área de tensão. Nesta fase, são feitos pontos de fixação para ligaduras e fios circum-mandibulares, circum-zigomáticos e maxilo-mandibulares. Quatro peças de 2 polegadas de comprimento, de fio de aço inoxidável de calibre 24, são dobradas cada uma com três corcovas (figura 7). Um é inserido numa ranhura em cada flange bucal posterior e fixado com resina de cura a frio. Isto resulta em três ilhós em cada lado da tala (figura 8). Se o cirurgião preferir ganchos em vez de olhais ou fios de ligadura peri-alveolares em vez de circunzigomáticos, pode ser feita uma modificação adequada nesta fase.

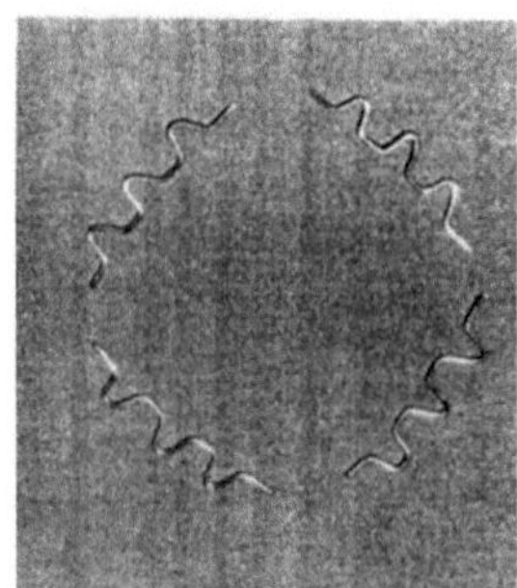

Fig.7

Fios moldados para formar os ilhós

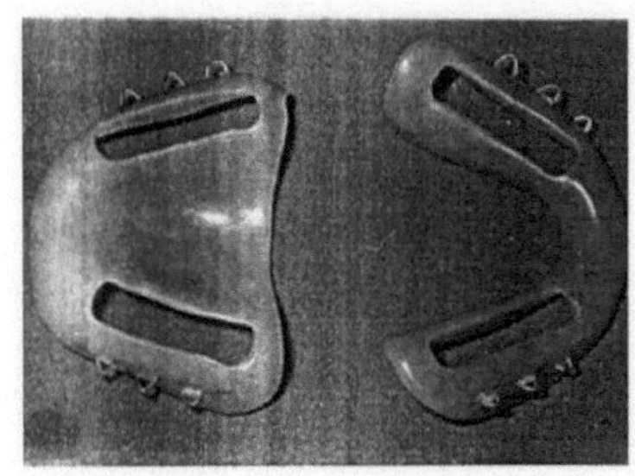

Fig.8

As conchas de resina acrílica são feitas sobre as bases de cera espessas. Os "ilhós" são feitos de arame de aço inoxidável para efeitos de fixação das talas.

4) São então adicionadas almofadas oclusais contínuas com o revestimento anatómico. As almofadas oclusais são melhor formadas separadamente. Um frasco é preparado com vários moldes para blocos oblongos de tamanhos variados (figura 9). Assim, um bloco de tamanho adequado para uma tala individual pode ser prontamente feito.

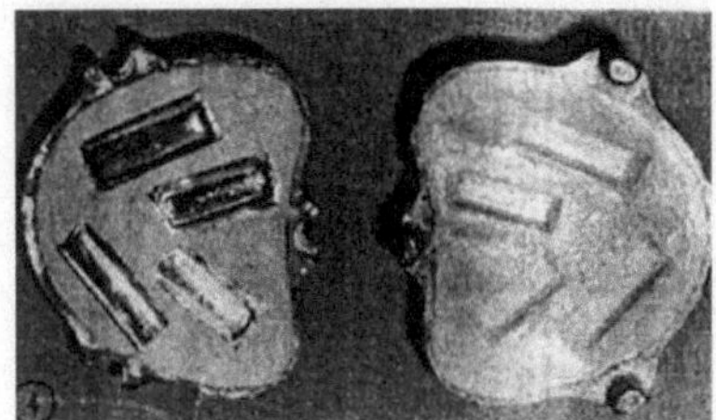

Fig.9

A superfície anatómica da concha de resina acrílica é revestida com uma resina acrílica macia e assente firmemente nos moldes de gesso originais. As almofadas oclusais são então pressionadas no material em excesso do revestimento anatómico, que é forçado a subir através das ranhuras ao longo da crista alveolar posterior.

O excesso de revestimento macio é cortado com um bisturi afiado depois de ter assentado. A tala acabada é armazenada numa solução aquosa de esterilização a frio no pré-operatório *(figura 10)*.

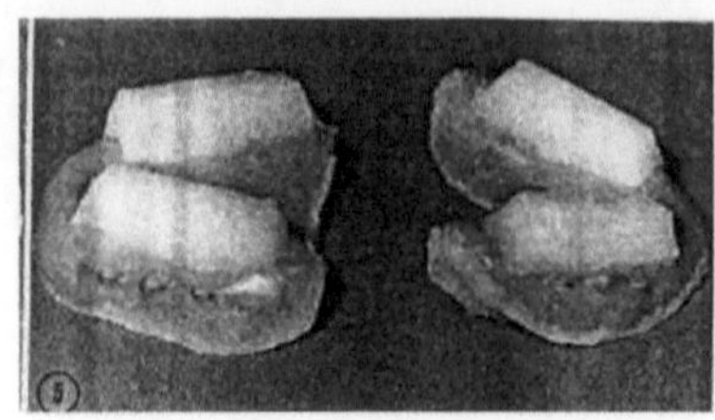

Fig.10

Modificação para fracturas subjacentes à tala. Quando uma fratura grosseiramente deslocada se encontra sob a tala, deve ser permitida uma espessura adicional de revestimento de resina acrílica macia. Se, durante a operação, se verificar que existe uma discrepância acentuada entre a forma da fratura reduzida e a tala, a resina macia na região pode ser cortada e o espaço preenchido de novo com um revestimento macio com a forma pretendida. O soft liner cura na boca e adere bem ao antigo soft liner. Deve-se ter cuidado para garantir que os pedaços de soft-liner que possam ser introduzidos através da mucosa danificada sejam removidos. Clinicamente, no entanto, isto ocorre com pouca frequência, uma vez que há pouca tendência para o material se fragmentar. Não é necessário seguir este procedimento para discrepâncias menores, uma vez que o soft-liner flui para se adaptar à forma da boca.

Fase operatória. As talas maxilares e mandibulares são fixadas aos maxilares com fios de ligadura circunferenciais. Os fios de ligadura circum-mandibular podem ser colocados sobre a almofada oclusal e, à medida que são apertados, cortam a almofada macia até que a tala de resina acrílica subjacente seja mantida firmemente. As extremidades torcidas dos fios são enterradas na almofada de resina acrílica macia para que não traumatizem as bochechas do paciente.

A oclusão e a dimensão vertical oclusal são então verificadas.

Normalmente, verifica-se que a dimensão vertical oclusal é excessiva e que as almofadas contactam apenas na região posterior (figura 11). As almofadas são então aparadas com um bisturi até que a dimensão vertical seja aceitável e as almofadas oclusais estejam em contacto ao longo de todo o seu comprimento. A fixação maxilomandibular é então aplicado (figura-12).

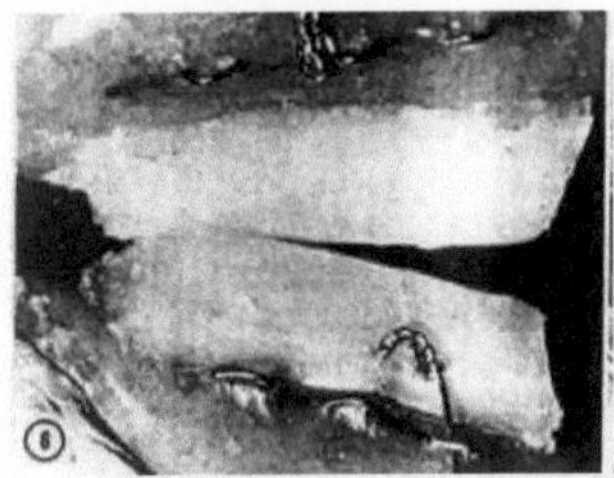

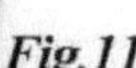

Fig.11

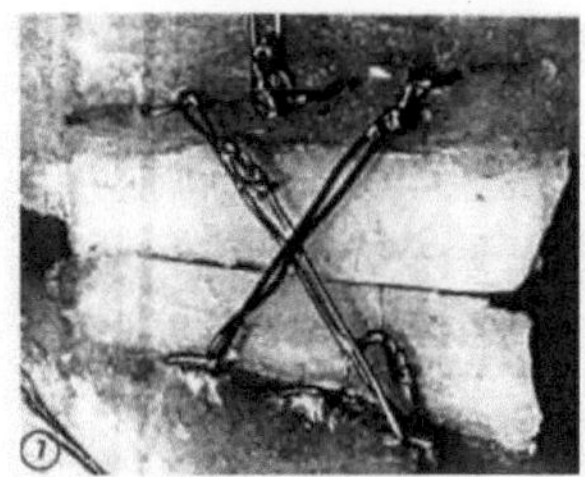

Fig.12

Os blocos de resina macia ocluem de forma irregular e têm de ser aparados para posicionar a mandíbula na relação oclusal pretendida.

A fixação maxilomandibular é aplicada depois de os blocos terem sido ajustados para manter os maxilares nas posições pretendidas

II. TALA FENESTRA TED[21]

Trata-se de um dispositivo protético de peça única que é contornado para se adaptar a uma maxila e mandíbula dentadas através de fenestrações criadas para as superfícies oclusais dos dentes (figura-13).

Estes tipos de talas são utilizados para -

- Coroas clínicas permanentes curtas,

- Para dentes decíduos, quando não existe um rebaixo disponível para retenção.

- Para dentes muito cariados (cáries pós-radiação).

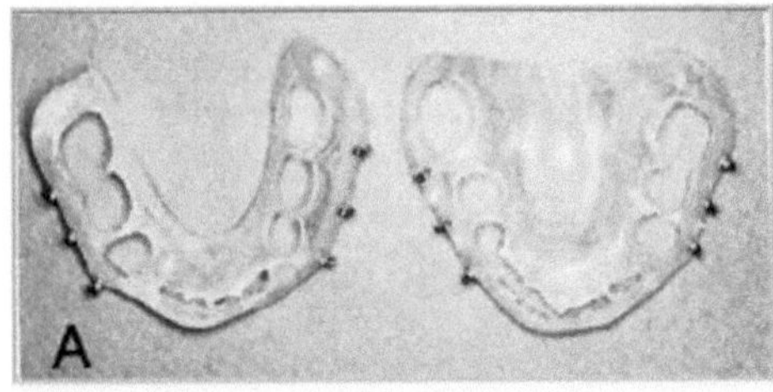

Fig.13

III. TALA KINGSLEY[21]

A tala de Kingsley, que é frequentemente construída para pacientes dentados ou edêntulos, cobre o palato e a crista. Possui uma extensão anterior de hastes metálicas que se projetam bilateralmente das comissuras da boca (figura-14). A tala é imobilizada por um gesso extra-oral

capacete (figura-15).

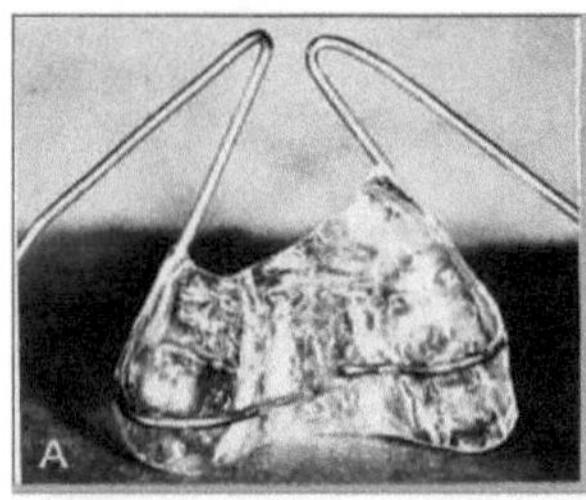

Fig.14-A

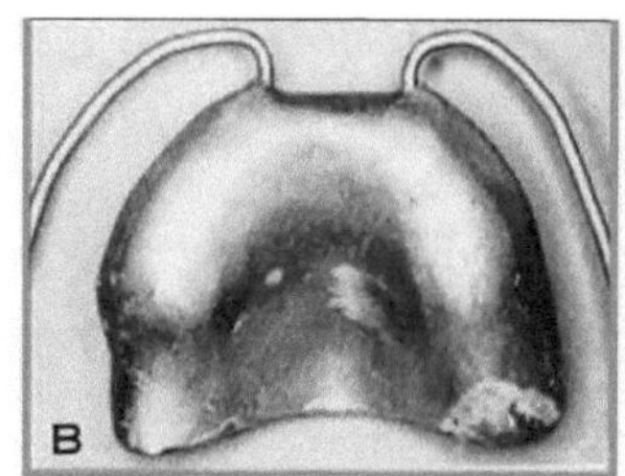

Fig.14-B

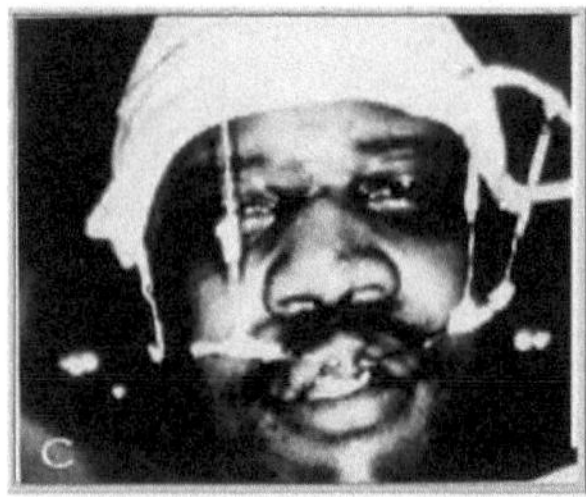

Fig.15

Indicação:

→ Especialmente útil para levantar um maxilar fracturado.

IV. TALAS METÁLICAS FUNDIDAS[21]

Indicações

→ Quando se prevê uma imobilização a longo prazo. A tala pode ser tapada ou deixada aberta na superfície oclusal, ou pode também ser articulada.

Desvantagens:

→ Demora

→ Caro

Metais utilizados:

→ Cromo - alumínio cobalto

→ Ouro

V. TALAS INTRA-ORAIS PARA FRACTURAS CIRÚRGICAS DA MANDÍBULA[101] *:*

Os cancros da língua e do pavimento da boca que não envolvem a mandíbula podem frequentemente ser excisados cirurgicamente sem uma hemimandibulectomia. Um local comum para a lesão maligna é o bordo médio-lateral ou póstero-lateral da língua. Na operação, depois de concluída a dissecção do pescoço, o corpo da mandíbula é fracturado cirurgicamente num local pré-determinado para obter acesso ao local do tumor[63] . Os segmentos da mandíbula seccionada são afastados e o tumor é excisado. Os segmentos mandibulares são então devolvidos às suas posições originais e o encerramento é concluído.

Estas fracturas cirúrgicas são frequentemente reparadas com fios interósseos e/ou pinos de Kirschner. No entanto, este método de fixação é relativamente insatisfatório devido ao afrouxamento dos pinos e fios com subsequente atraso na cicatrização, resultando numa união fibrosa.

A fixação maxilomandibular também é indesejável, principalmente porque prolonga o tempo de cirurgia, interfere com a aspiração pós-operatória de vómito, nega o acesso à boca para cuidados pós-cirúrgicos e causa desconforto durante muitas semanas. O paciente não consegue falar, mastigar alimentos ou manter a higiene oral.

A imobilização efectiva pode ser conseguida sem estas desvantagens através da utilização de talas intra-orais pré-fabricadas no momento da operação.

CONSIDERAÇÕES PRÉ-OPERATÓRIAS:

São utilizados dois tipos de talas mandibulares: (1) uma simples resina acrílica para a mandíbula desdentada (Fig.16), e (2) uma tala de resina acrílica tipo lock seccional ou tala de prata fundida quando os dentes naturais estão presentes (Fig.17 a & b)

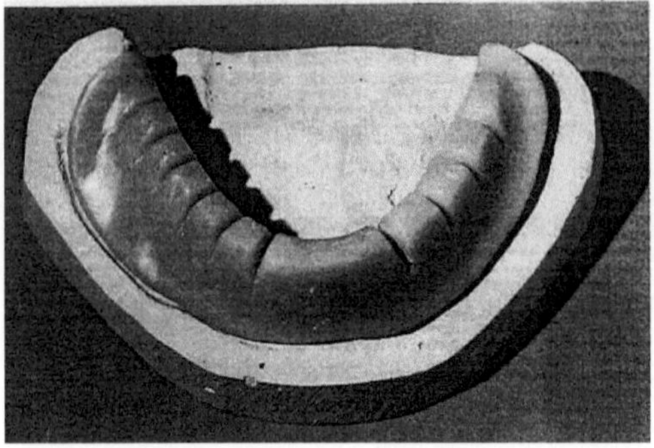

As ranhuras na tala para uma mandíbula edêntula são usadas para assentar os fios circunferenciais nos locais mais estratégicos e também para proteger os fios de interferências oclusais Fig.17.

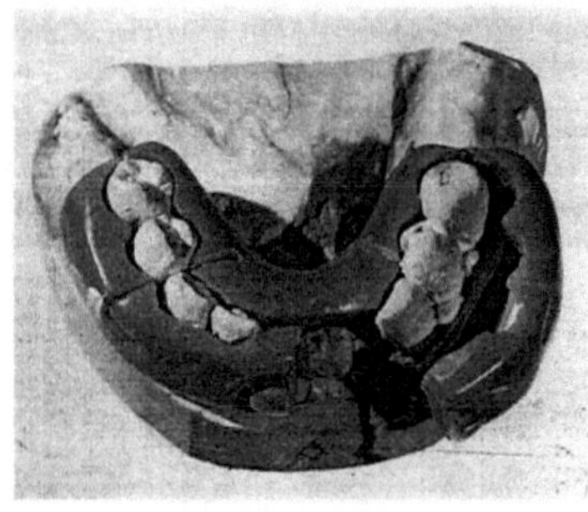

Fig.17-a

As ranhuras e as cavidades são cortadas na tala de resina acrílica tipo lock para o assentamento correto dos fios.

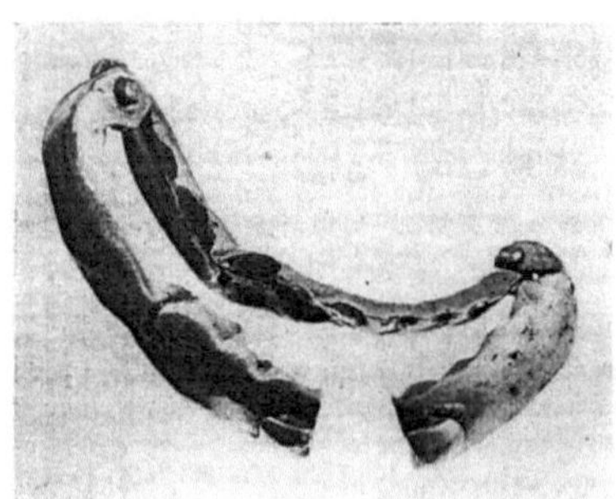

Fig.17-b

As dobradiças são inseridas no metal da tala de fecho em prata fundida

Os dentes naturais restantes são raspados e polidos e as lesões cariosas são restauradas. O local exato da fratura mandibular proposta é determinado em consulta com o cirurgião e é geralmente localizado no mesmo lado da lesão sem invadir a sínfise (Fig. 18). A sínfise é evitada não só devido à sua maior espessura, densidade e avascularização, mas também porque o stress das ligações musculares pode dificultar a cicatrização. Os dentes na linha de fratura prevista são extraídos antecipadamente.

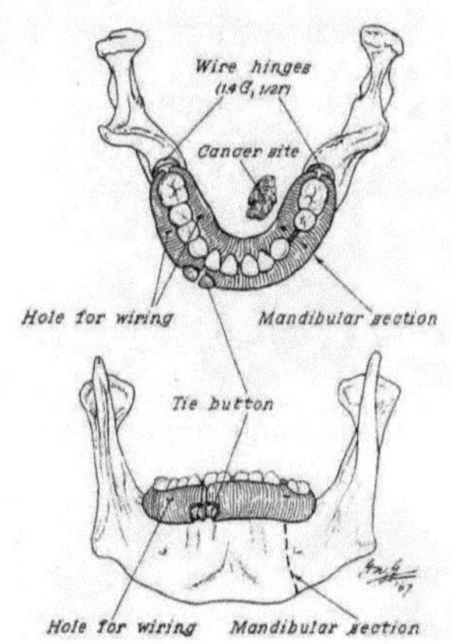

A relação entre o local do cancro, o local proposto para a fratura mandibular e o botão de pressão é determinada pelo dentista em consulta com o cirurgião. Uma tala de resina acrílica do tipo "lock-type" é fixada aos dentes (fig.18)

FABRICO DA TALA MANDIBULAR PARA DESDENTADOS:

A tala edêntula é preparada da mesma forma que uma prótese completa mandibular com técnicas de moldagem convencionais precisas. A boca é lavada com um elixir bucal diluído e as lesões sensíveis são pulverizadas com um anestésico tópico antes de efetuar a impressão.

Uma moldeira de resina acrílica é feita a partir de uma impressão preliminar de alginato (hidrocolóide irreversível) ou de um composto de modelação. Os bordos da moldeira são aliviados pelo menos 3 mm. para permitir a total liberdade dos tecidos relacionados. Esta moldeira é utilizada para a impressão final, que é efectuada com uma base de borracha ou material de impressão de silicone.

A tala tem a forma básica de uma prótese inferior sem dentes e é ajustada para uma relação vertical e cêntrica correcta. A superfície oclusal é cortada com sulcos de 1 mm de profundidade e com cerca de 1 cm de distância. Os sulcos recebem fios circunferenciais em qualquer local conveniente.

Após a conclusão, a tala é cuidadosamente testada na boca do doente. Uma vez que a cirurgia provoca uma perda de profundidade do pavimento da boca e uma constrição dos vestíbulos bucal e labial, são efectuados ajustamentos para estas alterações. O bordo lingual é reduzido em pelo menos 5 mm, enquanto o bordo labiobucal é reduzido em cerca de 3 mm. Finalmente, todos os bordos são arredondados e altamente polidos.

FABRICO DA TALA MANDIBULAR DO TIPO LOCK :

A construção da tala intra-oral é ligeiramente mais complicada quando estão presentes dentes. A boca é lavada com um elixir bucal diluído e são feitas impressões de ambas as arcadas dentárias em hidrocolóide irreversível. Os moldes são vazados e montados em oclusão cêntrica no articulador.

Os limites da tala são delineados num duplicado do molde mandibular, encerado com duas camadas de cera de placa de base cor-de-rosa, e a oclusão é aperfeiçoada. Um fio flexível de aço inoxidável de 14 gauge, com 4 cm de comprimento, é adaptado atrás do dente mais distal de cada lado e embutido na cera. Estes fios acabam por funcionar como dobradiças que unem as secções labial e lingual da tala.

A porção labial da tala é dividida em qualquer área acessível que não esteja na linha direta da fratura mandibular prevista. Esta divisão é normalmente efectuada na região do forame mental oposto. O modelo de cera de três secções na sua totalidade com os fios da dobradiça no lugar é investido e curado em resina acrílica da maneira convencional. A tala processada (Fig. 17.a) tem dois segmentos que podem ser abertos e fechados e, quando fechados, encaixam confortavelmente nas cavidades de todos os dentes.

Uma pequena saliência de resina acrílica é colocada no aspeto mesial de cada asa para fixar a tala no lugar[55] . São efectuados orifícios através da tala nas áreas interproximais dos dentes que vão ser utilizados para a fixação adicional do fio. A tala de resina acrílica completa é colocada no molde e montada num articulador com o contra-molde maxilar. A oclusão é ajustada para as posições de trabalho e de equilíbrio.

A redução pós-cirúrgica da profundidade do assoalho da boca e dos anexos musculares deve ser antecipada. Tal como na tala edêntula, os bordos linguais de cada segmento são reduzidos em 3 mm. Mais uma vez, todos os bordos são arredondados e altamente polidos.

O ajuste e o caminho de inserção da tala são verificados e, se necessário, os contactos entre os dentes são aliviados para facilitar a colocação correcta. Os fios interproximais são colocados em posição e toda a tala é assentada e testada como uma unidade. A tala é removida da boca, limpa, embrulhada e esterilizada numa mistura de óxido de etileno e Freon a 13O° F. durante 4 horas.

A TALA DE PRATA FUNDIDA:

A tala de prata fundida é utilizada quando a tala de resina acrílica é demasiado volumosa ou flexível para as necessidades do doente, ou quando é necessária uma imobilização a longo prazo. Os princípios de construção da tala de gesso são os mesmos que os da tala de resina. O enceramento requer uma única camada de cera de placa de base cor-de-rosa, e os bordos inferiores estendem-se apenas 3 mm para além das fendas gengivais. A secção lingual é moldada primeiro e as secções labiais são anexadas a ela. As dobradiças, que se encontram nos lados distais dos dentes mais distais, são moldadas a partir da própria peça fundida e são montadas com rebites de latão ou cobre. O problema da descoloração pode ser evitado através do revestimento a ouro da peça fundida em prata.

PROCEDIMENTO CIRÚRGICO E COLOCAÇÃO DA TALA:

O corte preliminar do osso é efectuado com uma serra Gigli cuidadosamente dirigida, tendo como guia a cavidade do dente extraído. Também pode ser utilizado um osteóstomo, uma serra Stryker ou uma broca pneumática, se não houver perigo de lesão dos dentes adjacentes. Se a membrana periodontal de um dente vizinho for violada ou se uma raiz for lesada de outra forma, o dente tem de ser removido. A fratura cirúrgica é completada com um cinzel de osso para conseguir uma aproximação mais exacta dos dois segmentos. Se apenas estiverem disponíveis alguns dentes mandibulares, ou se estes tiverem uma forma cónica ou estiverem periodontalmente envolvidos, a tala pode ser demasiado frouxa para imobilizar as peças. Quando este problema se coloca, a tala é fixada na boca com um revestimento de óxido de zinco e pasta de eugenol no momento da operação.

A tala de bloqueio é normalmente retirada em 5 a 8 semanas. No entanto, a tala de bloqueio pode ser temporariamente removida no final da primeira semana para remoção de suturas, desbridamento da ferida e alívio de pontos doridos. A tala edêntula é normalmente mantida na boca durante todo o período de cicatrização da fratura.

As fracturas cirúrgicas requerem os mesmos cuidados pós-operatórios meticulosos que qualquer outra fratura. A irrigação diária com soro fisiológico normal ou com uma solução anti-séptica suave é desejável para a manutenção de uma boa higiene oral. O doente é ensinado a escovar e a irrigar a tala sem perturbar os fios. É também informado sobre uma dieta adequada e advertido para evitar rebuçados duros, caramelos e outros doces.

VI. TALAS OCLUSAIS[21]

Uma tala oclusal faz frequentemente parte do tratamento pré-restaurativo e pode também ter um papel valioso na proteção dos dentes e das restaurações contra cargas excessivas e desgaste adicional.

Como é que a estabilidade oclusal pode ser mantida ou perdida?[19]

A maioria das restaurações são feitas para se adaptarem à PIC existente do paciente. Para que esta seja uma forma adequada de tratamento, a PIC deve ser estável e a anatomia oclusal de todas as restaurações deve ser cuidadosamente moldada para reproduzir os contactos correctos. Além disso, os materiais de restauração utilizados devem ser fáceis de manipular para produzir os contactos oclusais necessários e apresentar características de desgaste semelhantes às do esmalte ou das restaurações opostas. Isto reduzirá a possibilidade de desgaste diferencial e aumentará a probabilidade de manter contactos estáveis a longo prazo. O ouro continua a ser o material mais adequado com base nestes critérios, enquanto a amálgama continua a ser o material plástico de eleição para os dentes posteriores. A utilização de resina composta (direta ou indireta) ou porcelana oclusal para restaurar grandes áreas de múltiplas superfícies oclusais deve ser evitada em pacientes propensos à para-função e naqueles com orientação anterior restrita. A dificuldade em proporcionar contactos estáveis e a dureza da superfície destes materiais podem resultar numa maior perda de superfície dentária na arcada oposta. O uso cuidadoso de porcelana oclusal e resina composta é menos prejudicial em indivíduos que possuem desoclusão imediata dos dentes posteriores e não apresentam para-função.

A perda de contactos estáveis também pode ocorrer devido à perda da superfície dentária causada pela erosão ácida ou parafunção entre superfícies não restauradas ou restauradas de forma semelhante. A perda de altura e definição das cúspides, alargando as áreas de contacto ICP, combinada com uma orientação anterior menos profunda, reduz a estabilidade e aumenta as hipóteses de interferências nos movimentos laterais ou protrusivos, causando uma distribuição de tensões maior e menos favorável nos dentes afectados.

A perda de estabilidade oclusal pode resultar na fratura repetida de restaurações e dentes, no aumento da mobilidade e na deriva, particularmente do segmento anterior superior. Tradicionalmente, também se considera que pode ter outros efeitos a longo prazo na estrutura e função das articulações temporomandibulares, embora essas afirmações sejam cada vez mais questionáveis. Na presença de qualquer um destes sinais de perda de estabilidade oclusal, torna-se por vezes necessário reorganizar a oclusão do paciente, criando uma nova e estável ICP na posição retruída da mandíbula. Há poucas razões para escolher a posição retruída, a não ser por causa da "conveniência protética". Na ausência de uma PIC estável, a posição retruída é a única relação entre a mandíbula e a maxila que pode ser registada de forma repetida e consistente e que demonstrou ser fisiologicamente aceitável. É também a relação maxilo-mandibular para a qual a mandíbula voltará quando não for impedida de o fazer por contactos dentários interferentes. Por conseguinte, pode ser utilizada como a posição de referência na qual as novas restaurações se intercuspirão aquando da reorganização da oclusão.

Justificação e indicações das talas oclusais[19]

Uma tala oclusal é um aparelho amovível que cobre uma parte ou a totalidade das superfícies oclusais dos dentes das arcadas maxilar ou mandibular. A tala oclusal ideal é feita de resina acrílica processada em laboratório, que deve cobrir as superfícies oclusais de todos os dentes de uma arcada. Deve proporcionar contactos simultâneos no fecho do eixo retruído com todos os dentes opostos e orientação anterior, causando a desclusão imediata dos dentes posteriores e da superfície da tala fora do ICP.

A tala proporciona ao paciente uma oclusão ideal com estabilidade posterior e orientação anterior. Ela interromperá o caminho habitual de fechamento na PIC, separando os dentes e removendo o efeito de orientação das inclinações das cúspides. Provoca um relaxamento imediato e pronunciado dos músculos mastigatórios, o que acabará por resultar no reposicionamento da mandíbula e no seu fecho na posição retruída, sem a interferência dos dentes.

Para conseguir este relaxamento muscular e reposicionamento mandibular, a superfície oclusal da tala é plana e sem reentrâncias, de modo a não segurar ou guiar a mandíbula para qualquer posição pré-determinada. A única exceção a isto é a área lateral ao canino e anterior aos contactos ICP do incisivo, que é suavemente rampada para fornecer orientação anterior. Para conseguir o relaxamento muscular e o reposicionamento da mandíbula, a tala deve ser usada continuamente; se não o fizer, resultará num aumento da atividade dos músculos mastigatórios. À medida que a mandíbula se reposiciona, é necessário ajustar a tala com frequência para manter um contacto e uma exclusão uniformes. No entanto, o uso contínuo não é muitas vezes compatível com as actividades diárias do doente. O uso noturno e, se possível, também à noite, permite obter o mesmo resultado, mas mais lentamente.

Utilizações das talas[19]

A utilização de uma tala oclusal adequada pode ser indicada nas seguintes circunstâncias.

1. Prevenção da perda da superfície dentária

Os doentes com tendência para o bruxismo noturno devem usar regularmente talas oclusais durante a noite. A tala pode reduzir a sua atividade para-funcional enquanto está a ser usada, mas assim que for removida, a atividade dos músculos mastigatórios retomará os seus níveis elevados. Se o bruxismo continua ou não, pode ser monitorizado observando as facetas de desgaste criadas na superfície da tala. Mesmo que a para-função continue, a tala interventiva evitará danos nos dentes. É importante motivar os pacientes a usarem as suas talas, salientando as consequências a longo prazo do facto de não o fazerem.

2. Gestão da disfunção mandibular

Muitos estudos demonstraram que uma tala oclusal pode ser benéfica na redução da dor sentida na disfunção mandibular. Várias teorias têm sido apresentadas para explicar o mecanismo envolvido. Uma das teorias mais comuns é que, ao diminuir a atividade dos músculos mastigatórios, a tala reduz eficazmente a acumulação de resíduos metabólicos, o que pode resultar na limitação da dor e do espasmo muscular. Embora não haja dúvidas de que muitos pacientes que sofrem de disfunção e que são tratados com talas oclusais apresentam uma diminuição significativa dos níveis de dor, está longe de ser claro que o efeito terapêutico da tala seja o responsável. É possível que uma parte significativa desta melhoria seja conseguida através do efeito placebo (embora existam algumas provas de que o tratamento oclusal com uma tala tem um efeito verdadeiramente terapêutico). Devido às dificuldades que os dentistas podem ter em diagnosticar a origem da dor de um paciente e às dúvidas que existem sobre o efeito terapêutico do tratamento oclusal, é aconselhável efetuar apenas um tratamento oclusal reversível nestes pacientes (terapia com tala, não equilíbrio oclusal).

3. Estabilização pré-restauração

Ao conformar o ICP existente, a relação maxilo-mandibular para a qual as restaurações são feitas é facilmente e corretamente determinada pela intercuspidação dos dentes. Ao reorganizar é necessário localizar e registar a posição retruída da mandíbula e depois montar os moldes de diagnóstico e de trabalho num articulador nesta relação. Na ausência de contactos estáveis da PIC, esta posição é determinada unicamente pelas articulações temporomandibulares e pelo sistema neuromuscular associado. É essencial que o sistema mastigatório do paciente esteja livre de disfunção, quer seja um desarranjo interno ou uma disfunção muscular extra-capsular, para que uma posição retruída correcta e reprodutível possa ser registada antes. Deve ser registada uma posição consistente antes de se iniciar o tratamento restaurador. Caso contrário, é provável que ocorram alterações na relação oclusal após a preparação e temporização dos dentes, ou cimentação das novas restaurações. Quando se reorganiza a oclusão, é essencial preceder os procedimentos de restauração com um período de terapia com esparadrapo para assegurar que se alcançou uma relação estável.

4. Criar espaço para restaurar dentes anteriores desgastados

Num exame inicial, o paciente pode solicitar a restauração de dentes anteriores mandibulares severamente desgastados. Pode parecer que tanto a PIC como a posição retruída eram coincidentes e que não havia espaço disponível para restaurar corretamente estes dentes. Após 1 mês de uso de um splint oclusal, a mandíbula pode ser reposicionada posteriormente para uma posição retruída estável. Isto criará espaço para permitir que os dentes desgastados sejam restaurados corretamente. Este reposicionamento ocorre porque a discrepância pré-existente entre o RCP e o ICP foi ocultada pelo sistema neuromuscular do paciente.

5. ***Proteção das novas restaurações contra a para-função***

A etiologia da para-função está em grande parte relacionada com o stress. É provável que os pacientes continuem a fazer bruxismo e a cerrar os dentes após a restauração de dentes desgastados. É altamente aconselhável que usem uma tala pós-restauração para proteger as novas restaurações de danos. Isto deve ser explicado ao paciente antes do início do tratamento.

CLASSIFICAÇÃO DAS TALAS OCLUSAIS

De acordo com Tim J Dylina (2001)[33], todas as talas oclusais são classificadas como

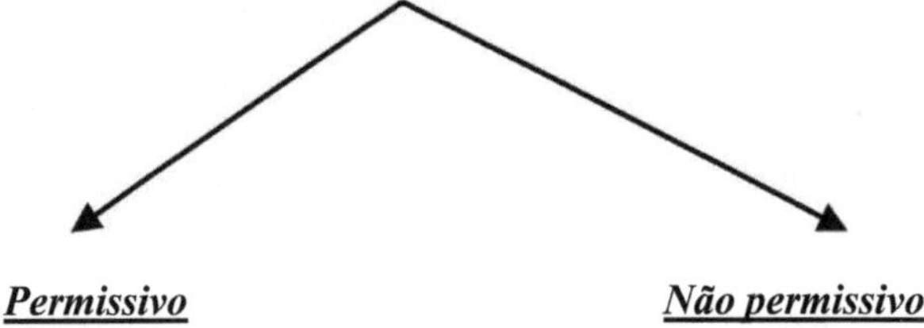

Permissivo	***Não permissivo***
- permite que os dentes se movam na tala sem impedimentos, o que, por sua vez, permite que a cabeça e o disco condilar funcionem anatomicamente.	- tem uma rampa ou "indentação" que posiciona a mandíbula inferior e anteriormente e a fixa.
Ex: - Planos de mordida (jigs anteriores, lucia jig, desprogramador anterior) e talas de estabilização	Ex: Reposicionamento anterior aparelho (ARA)

(plano plano, tanner, reposicionamento superior)

Dylina afirmou que as talas macias e as talas hidrostáticas (Aquilizer) podem ser consideradas talas pseudo-permissivas, uma vez que as suas funções são extremamente diferentes das das permissivas.

Tipos de talas oclusais (segundo N.J.Capp)[19]

Muitos tipos de talas oclusais têm sido preconizados. Estas podem ser

1. Placas de cobertura oclusal total ou parcial,
2. Talas de reposicionamento maxilar ou mandibular ou talas de estabilização, e
3. Talas de vários materiais diferentes.

Escolha de materiais

1. O material de eleição é a resina acrílica processada em laboratório. Trata-se de um material razoavelmente duro, que pode ser facilmente ajustado e é suficientemente durável para servir de proteção nocturna.

2. As talas de vinil resilientes vacuformadas têm uma utilidade limitada. Embora sejam de fabrico rápido e económico, são rapidamente destruídos por bruxistas determinados. A sua superfície resiliente não é adequada para a produção e manutenção de uma oclusão estável necessária para conseguir o relaxamento muscular. A utilização de ligas de metal duro, como o cobalto-crómio, para cobrir a superfície oclusal é altamente desaconselhada, uma vez que resultará num maior desgaste dos dentes opostos.

I. Talas de cobertura parcial

As talas oclusais devem ser usadas continuamente, muitas vezes por períodos de tempo consideráveis, para serem eficazes. Se uma tala não cobrir todas as superfícies oclusais de uma arcada, os dentes sem oposição continuarão a erupcionar, criando uma má oclusão iatrogénica. Isto aplica-se tanto às talas de cobertura parcial anterior como posterior, pelo que a sua utilização não pode ser recomendada.

Uma tala anterior permitiria a erupção dos dentes posteriores, de modo que, quando a tala fosse removida, os dentes anteriores estariam separados e a orientação anterior teria sido perdida.

II. Talas maxilares ou mandibulares

Desde que sejam cumpridos os requisitos de cobertura oclusal total, estabilidade posterior, orientação anterior e utilização de um material adequado, pouco importa se a tala é feita na arcada maxilar ou mandibular. Nas relações de incisivos de Classe I e II, é mais fácil produzir uma oclusão ideal num aparelho maxilar, enquanto o inverso é verdadeiro em situações de Classe III.

Vantagens do aparelho maxilar:

1. As talas maxilares cobrem mais tecido, o que as torna mais retentivas e menos susceptíveis de se partirem.

2. É mais versátil, permitindo a obtenção de contactos opostos em todas as relações esqueléticas e molares.

3. O aparelho maxilar proporciona uma maior estabilidade, uma vez que todos os contactos mandibulares se encontram em superfícies planas.

Vantagens do aparelho mandibular:

1. É mais fácil para o doente falar enquanto o usa.

2. O aparelho mandibular é menos visível e, portanto, mais estético.

111. Talas de estabilização versus talas de reposicionamento

Ramjford e Ash descreveram originalmente a tala de estabilização ou tipo Michigan. Trata-se de uma tala maxilar de cobertura total feita de resina acrílica processada em laboratório, que proporciona uma desoclusão anterior e contactos ICP estáveis entre uma superfície geralmente plana e os dentes opostos. Não procura reposicionar ativamente. É impossível, à partida, prever a extensão e a direção do reposicionamento mandibular, e qualquer tentativa de guiar a mandíbula mais ativamente com a tala pode, na realidade, impedir a estabilização da posição retruída.

1. As talas de estabilização, ao provocarem o relaxamento muscular, também podem ajudar a reposicionar um menisco deslocado, desde que a deslocação não seja demasiado grave nem demasiado prolongada.

2. A utilização de talas que procuram reposicionar a mandíbula numa posição pré-determinada tem sido defendida, particularmente em casos de desarranjo interno, onde alguns estudos demonstraram que são mais eficazes do que as talas de estabilização. Estes possuem superfícies oclusais com fossas bem definidas, nas quais os dentes oponentes se localizam com a mandíbula na posição desejada. O problema com a utilização de tais talas é que podem não conseguir o relaxamento muscular mastigatório desejado: também é excecionalmente difícil, se não impossível, prever exatamente a posição em que a mandíbula deve ser colocada. Esta posição é geralmente para baixo e para a frente em relação à PIC habitual, com a justificação de que a tensão sobre os componentes articulares perturbados será aliviada, permitindo o seu realinhamento gradual. Têm também a desvantagem considerável de que, após o reposicionamento do menisco, o doente pode ficar com uma mordida aberta posterior. Se isto acontecer, os contactos oclusais podem ser gradualmente restabelecidos através da supra-erupção. Por vezes, pode ser necessário tratamento ortodôntico para restabelecer a estabilidade oclusal.

Devido às dificuldades de utilização e às possíveis alterações irreversíveis que podem ser causadas na oclusão do paciente, a utilização destes aparelhos na prática geral só é recomendada com precaução e em mãos experientes.

Tipos de aparelhos oclusais (de acordo com Ramjford e Ash)[95] *:-*

Muitos tipos de aparelhos oclusais têm sido sugeridos para o tratamento dos distúrbios da MT. Os dois mais comuns são a ***relação cêntrica*** e ***o***

reposicionamento anterior. Como o aparelho de relação cêntrica é usado para diminuir a hiperatividade muscular, também é chamado de *aparelho de relaxamento muscular*. O aparelho de reposicionamento anterior é por vezes chamado de *aparelho de reposicionamento ortopédico*, uma vez que o seu objetivo é alterar a posição da mandíbula. Outros tipos de aparelhos oclusais são o *plano de mordida anterior, o plano de mordida posterior, o aparelho pivotante e o aparelho macio ou resiliente.*

Tipos de aparelhos oclusais-

1. Aparelho de relaxamento muscular/relação cêntrica
2. Reposicionamento anterior/ Aparelho de reposicionamento ortopédico
3. Plano de mordida anterior
4. Plano de mordida posterior
5. Aparelho pivotante
6. Aparelho macio ou resiliente

1. APARELHO DE RELAXAMENTO MUSCULAR (MR)[89]

Descrição e objectivos do tratamento

O aparelho MR é geralmente fabricado para a arcada maxilar e proporciona uma relação oclusal considerada óptima para o paciente. Quando o aparelho está colocado, os côndilos estão na sua posição mais estável do ponto de vista músculo-esquelético, no momento em que os dentes estão em contacto uniforme e simultâneo. A exclusão dos caninos dos dentes posteriores durante o movimento excêntrico também é proporcionada. O objetivo do tratamento com o aparelho MR é eliminar a má oclusão que contribui para o distúrbio da MT do paciente. Em muitos casos, a redução do fator oclusal irá reduzir o efeito global da má oclusão e do stress emocional abaixo da tolerância fisiológica do paciente, reduzindo assim a atividade parafuncional e os sintomas.

Indicações

O aparelho de RM é utilizado-

1. Para tratar a hiperatividade muscular. Estudos demonstraram que o uso do aparelho pode diminuir a atividade para-funcional que acompanha frequentemente os períodos de stress. Assim, quando um paciente refere um distúrbio da MT com um fator etiológico de hiperatividade muscular, o aparelho MR deve ser considerado.

2. O doente com mioespasmo ou miosite pode igualmente ser um bom candidato à terapia com talas de RM.

3. Além disso, se uma pessoa é "apertadora", os sintomas após uma lesão no lado da face ou associados a uma doença articular inflamatória podem muitas vezes ser reduzidos com o uso deste aparelho. Pensa-se que actua diminuindo a entrada da má oclusão, permitindo assim que um nível mais elevado de tensão emocional seja suportado sem exceder a tolerância fisiológica do paciente.

Técnica de fabrico simplificada:

O aparelho MR de acrílico duro de arcada completa pode ser usado em qualquer arcada. Muitos métodos têm sido sugeridos para o fabrico de aparelhos oclusais. Um método frequentemente utilizado começa com moldes montados num articulador. Os cortes inferiores na arcada maxilar são bloqueados e o aparelho é desenvolvido em cera. O aparelho em cera é revestido e processado com resina acrílica curada pelo calor e é depois ajustado intra-oralmente para uma adaptação final. Outra técnica comum utiliza moldes montados e acrílico autopolimerizável. Os cortes inferiores dos dentes superiores são bloqueados, é aplicada uma solução de separação nos moldes e o contorno desejado do aparelho é delimitado com cera em corda. O monómero acrílico e o polímero são polvilhados no molde maxilar, e o fecho do molde mandibular no acrílico de fixação desenvolve a oclusão. A utilização de um pino guia anterior e de uma mesa guia previamente desenvolvida desenvolve a orientação excêntrica e a espessura do aparelho oclusal.

A secção seguinte descreve uma técnica de fabrico de aparelhos oclusais mais simplificada. Como nas outras técnicas, ela não requer moldes montados. O aparelho acabado pode ser colocado na mesma consulta em que a moldagem é efectuada.

Fabrico do aparelho

O fabrico de um aparelho oclusal maxilar envolve várias etapas:

É efectuada uma impressão em alginato da arcada maxilar. Esta deve estar isenta de bolhas e espaços vazios nos dentes e no palato. A impressão é imediatamente vazada com um produto de gesso adequado (de preferência, pedra de morrer). A impressão não é invertida, uma vez que não é necessária uma base grande. Quando o gesso estiver devidamente assente, o molde é retirado da impressão. Não deve haver bolhas nem espaços vazios.

O excesso de gesso labial aos dentes é aparado num aparador de modelos até à profundidade do vestíbulo. A base do molde é desbastada até ser criado um orifício na porção mais profunda do palato (Fig. 19.a).

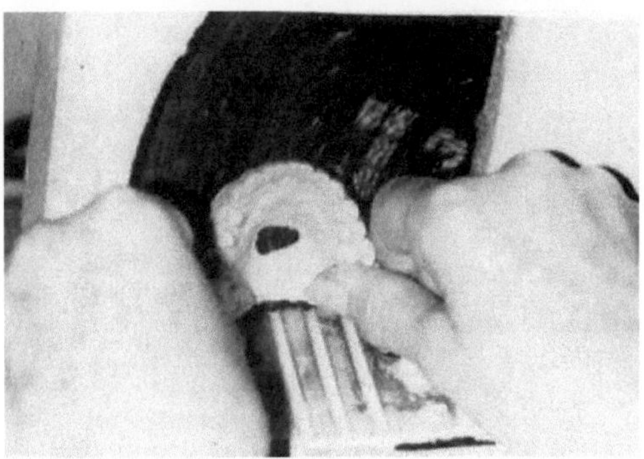

O excesso de pedra é aparado labialmente até à profundidade do vestíbulo e a base é desbastada até ser criado um orifício (fig.19.a).

Com um adaptador de vácuo, uma folha de resina transparente de 0,08 polegadas de espessura é adaptada à caixa.

O contorno do aparelho é então cortado do molde com um disco de separação. O corte é efectuado ao nível da papila interdentária nas faces vestibulares e labiais dos dentes. A área palatina posterior é cortada com um disco de separação ao longo de uma linha reta que liga as faces distais de cada segundo molar (Fig. 19.b).

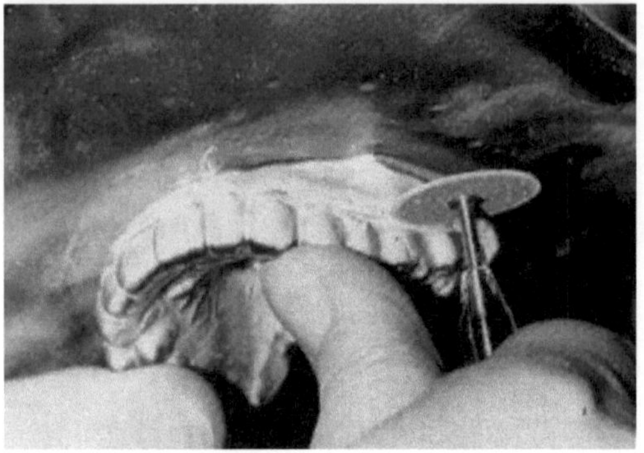

A estrutura maxilar é cortada do molde com um disco de separação (fg.19.b.)

A construção oclusal é removida do molde de gesso. Pode ser utilizado um torno com uma roda de borracha dura para eliminar o excesso de resina na área palatina (Fig. 19.c).

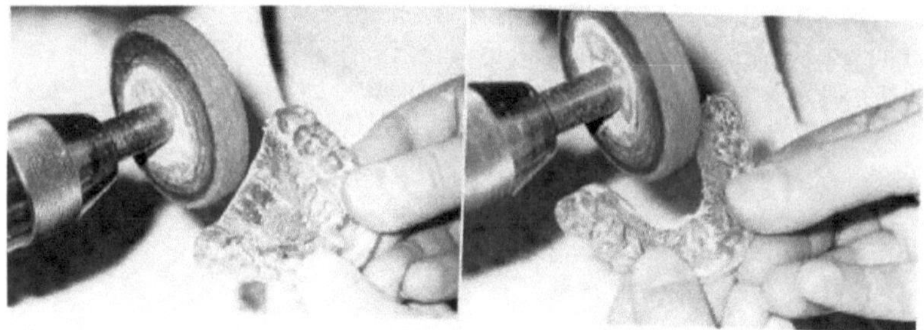

O excesso de acrílico que cobre o tecido palatino é removido com uma roda de borracha dura num torno (fig.19.c)

O bordo lingual da construção estende-se 10 a 12 mm a partir do bordo gengival dos dentes em toda a porção lingual da arcada. Utiliza-se uma broca acrílica grande para alisar quaisquer arestas rugosas. O bordo labial do aparelho termina entre os terços incisal e médio dos dentes anteriores.

O rebordo à volta dos dentes posteriores pode ser ligeiramente mais longo. Nesta altura, é mais seguro deixar o rebordo um pouco mais longo. Se o aparelho oclusal não assentar completamente no interior, os rebordos são encurtados lentamente até se obter um ajuste adequado.

Uma pequena quantidade de resina acrílica transparente autopolimerizável é misturada num prato Dappen. À medida que engrossa, é adicionada à superfície oclusal da parte anterior do aparelho. Este acrílico actuará como o batente anterior. Tem aproximadamente 4 mm de largura e estende-se desde a zona vestibular até à zona lingual do aparelho.

Colocação do aparelho nos dentes superiores:

O aparelho oclusal é então avaliado intra-oralmente. Ele deve se ajustar bem aos dentes superiores, oferecendo retenção e estabilidade adequadas. O movimento dos lábios e da língua não deve deslocá-lo. A pressão aplicada em qualquer porção não deve causar inclinação ou afrouxamento. Se as bordas da construção tiverem sido mantidas próximas à junção dos terços médio e incisal nas superfícies faciais dos dentes, haverá retenção adequada.

Se não assentar completamente, pode ser aquecida cuidadosamente com um secador de cabelo e voltar a assentar nos dentes. Isto ajudará a obter uma tala bem ajustada.

Por vezes, quando a resina não se adapta bem aos dentes ou a retenção é fraca, o aparelho oclusal pode ser revestido interiormente com resina acrílica transparente autopolimerizável. Antes de iniciar este procedimento, o paciente é examinado para verificar se existem restaurações em acrílico (por exemplo, coroas provisórias):

1. As restaurações acrílicas são bem lubrificadas com petrolato para evitar a aderência com o novo acrílico.

2. O procedimento de revestimento é realizado através da mistura de uma pequena quantidade de resina acrílica autopolimerizável num prato Dappen. O monómero é adicionado ao interior do aparelho oclusal para ajudar na ligação da resina. Coloca-se um a dois milímetros da resina acrílica de presa sobre o aparelho. À medida que a resina acrílica se torna pegajosa, o paciente humedece

os dentes maxilares. De seguida, o aparelho é assente nos dentes. O paciente não deve morder o aparelho.

3. Qualquer resina de presa excessiva é removida das áreas interproximais labiais.

4. À medida que a resina cura, o aparelho é removido e recolocado várias vezes para evitar que a resina acrílica de endurecimento fique presa nos cortes inferiores.

5. Quando a resina aquece, o aparelho é retirado para curar fora da boca. Depois de curado, são removidas quaisquer arestas afiadas ou excessos à volta dos bordos e o aparelho é recolocado nos dentes. A retenção e estabilidade adequadas devem agora existir.

Quando o dispositivo oclusal tiver sido adequadamente adaptado aos dentes maxilares, a oclusão é desenvolvida e aperfeiçoada.

Localização da posição CR:

Para que o aparelho oclusal seja otimamente eficaz, os côndilos devem estar localizados na sua posição mais estável do ponto de vista músculo-esquelético, que é a relação cêntrica. Duas técnicas têm sido amplamente utilizadas para encontrar a relação cêntrica.

A ***primeira*** utilizou a técnica de guia mandibular. Uma posição CR funcional só é possível quando os discos estão corretamente interpostos entre os côndilos e as fossas articulares. Se um dos discos estiver funcionalmente deslocado, a técnica de orientação mandibular localizará uma posição CR disfuncional. Quando a orientação mandibular produz dor na articulação, é provável que exista uma relação cêntrica disfuncional e a estabilidade desta posição deve ser questionada. O tratamento é então direcionado para a localização de uma relação mais estável e fisiológica da articulação (com o aparelho de reposicionamento anterior).

Na ***segunda técnica,*** um batente é colocado na região anterior do aparelho e os músculos são usados para localizar a posição músculo-esquelética estável dos côndilos. A técnica utiliza os mesmos princípios que a utilizada com o calibre de lâminas. Numa posição reclinada, pede-se ao paciente que feche os dentes posteriores, o que faz com que apenas um incisivo mandibular entre em contacto com o batente anterior do aparelho. Os dentes posteriores da mandíbula não devem tocar em nenhuma parte do aparelho. Este contacto anterior é marcado com papel de articulação e ajustado de forma a proporcionar um batente perpendicular ao longo eixo do dente mandibular que está a ser contactado. É importante que não haja angulação no contacto, uma vez que a angulação tenderá a desviar a posição mandibular. Se existir uma inclinação distal no batente, o cerramento forçará a mandíbula posteriormente (retrusivamente) para longe da posição músculo-esquelética estável (Fig.l9.d). Este batente anterior não deve criar uma força retrusiva para a mandíbula.

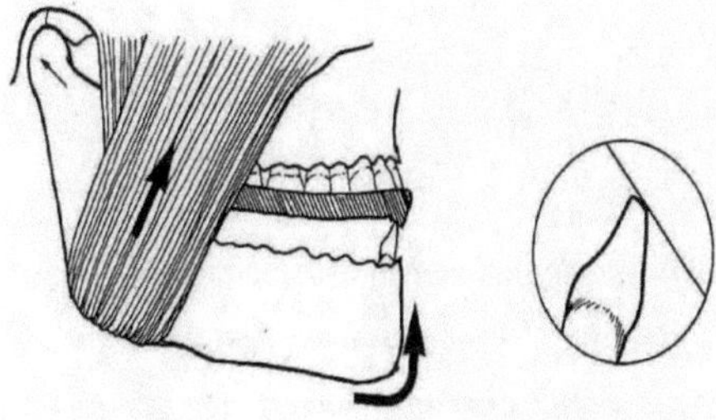

Se o batente anterior fornecer uma inclinação distal, o fecho da mandíbula tenderá a deflectir a mandíbula posteriormente, afastando-a da posição mais estável do ponto de vista mucoesqueletal (fg.19.d).

Da mesma forma, o batente anterior não deve ser inclinado mesialmente e criar um deslocamento para frente ou deslizamento da mandíbula, pois o apertamento tenderá a reposicionar o côndilo para frente, longe da posição mais estável músculo-esquelética (Fig. l9.e). Quando o batente anterior está plano e o paciente fecha os dentes posteriores, a tração funcional dos músculos elevadores principais vai assentar os côndilos na sua posição mais supero-anterior nas vertentes posteriores das eminências articulares (Fig. 19.f).

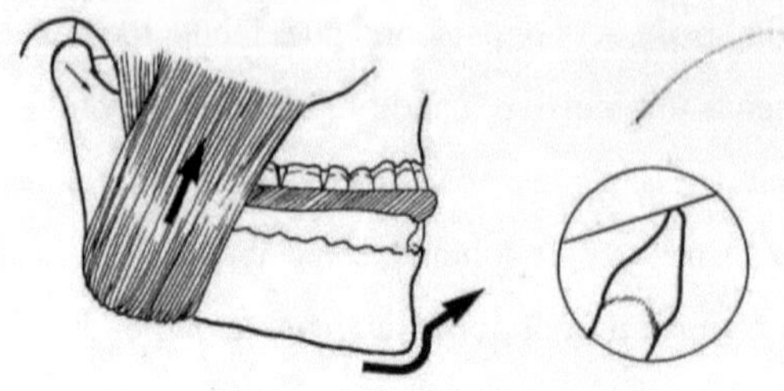

Se o batente anterior fornecer uma inclinação mesial, o fecho da mandíbula tenderá a deflectir a mandíbula anteriormente, longe da posição mais estável do ponto de vista músculo-esquelético (fig.19.e).

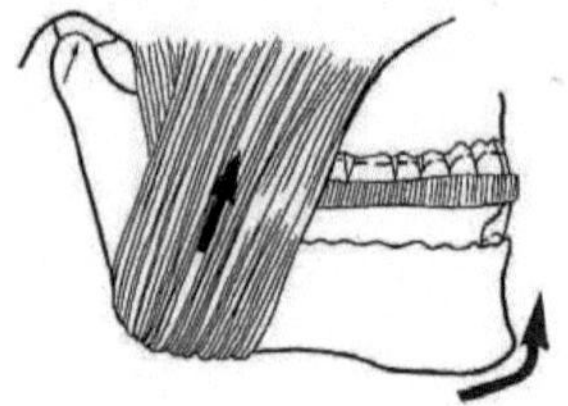

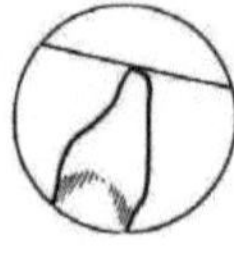

Quando o batente anterior é plano e perpendicular ao longo eixo do incisivo mandibular em contacto, a tração funcional para os músculos elevadores principais irá assentar os côndilos na sua posição mais superoanterior nas fossas que repousam contra as vertentes posteriores das eminências articulares (fig.19.f).

Em ambas as técnicas, é importante comunicar bem com o doente relativamente à posição mandibular exacta. Uma vez que o batente anterior é plano, o paciente pode sobressair, fechando numa posição anterior à RC. Isto é evitado fechando sobre os dentes posteriores. Além disso, quando o doente está reclinado na cadeira dentária, a gravidade tende a reposicionar a mandíbula posteriormente. Nalguns casos, é útil pedir ao doente que coloque a ponta da língua na parte posterior do palato mole enquanto fecha lentamente. Se isto não resultar numa posição reproduzível no batente anterior, a técnica de orientação manual juntamente com o batente anterior é geralmente bem sucedida na localização da RC. O contacto marcado no batente anterior deve ser reproduzível.

Desenvolver a oclusão

Quando a posição CR tiver sido localizada, o paciente deve familiarizar-se com ela, usando o aparelho durante alguns minutos. São dadas instruções para tocar no batente anterior. Isto é útil para desprogramar o sistema de reflexo neuromuscular que coordenou as actividades musculares de acordo com as condições oclusais existentes. Uma vez que o batente anterior elimina as condições oclusais existentes, qualquer hiperatividade muscular associada à proteção neuromuscular será eliminada, promovendo assim o relaxamento muscular e permitindo um assentamento mais completo dos côndilos nas suas posições músculo-esqueléticas estáveis. Quando existe uma desordem dos músculos mastigatórios ou há dificuldade em localizar uma posição de RC repetível, pode ser útil fazer com que o paciente use o aparelho apenas com o stop anterior durante 24 horas antes de completar o aparelho. No entanto, embora isso às vezes seja útil para diminuir os sintomas, existem algumas desvantagens.

Quando a posição da relação cêntrica tiver sido cuidadosamente localizada pelo paciente (com ou sem orientação manual), o aparelho é removido da boca e o acrílico autopolimerizável é adicionado às restantes regiões anteriores e posteriores da superfície oclusal. Deve ser adicionada resina suficiente para mostrar as reentrâncias de cada dente mandibular, e resina adicional é adicionada à região anterior vestibular dos caninos mandibulares para a futura rampa de orientação. O aparelho é então recolocado na boca, e o paciente fecha ou é guiado até o RC. Os dentes mandibulares devem afundar no acrílico macio até os incisivos contactarem com o batente anterior. Após 20 a 30 segundos, o paciente é instruído a abrir lentamente até que a superfície oclusal do aparelho possa ser visualizada. As reentrâncias de cada dente mandibular serão visíveis, bem como acrílico suficiente na vestibular dos caninos para que o desenvolvimento se feche novamente até que a resina se torne firme e mantenha a sua forma. Em seguida, o aparelho é removido.

Nota: O aparelho deve ser retirado muito antes de a resina produzir calor. Em seguida, deixa-se curar em bancada até ficar completamente duro.

Ajustar os contactos CR:

A superfície oclusal do aparelho é melhor ajustada marcando primeiro com um lápis a área mais profunda da ponta de cada cúspide vestibular mandibular e do bordo incisal. Estes representam os contactos oclusais da relação cêntrica final que estarão presentes quando o aparelho estiver completo. O acrílico que envolve as marcas de lápis é removido para que a superfície oclusal relativamente plana permita a liberdade excêntrica. As únicas áreas preservadas devem ser aquelas que são anteriores e labiais a cada canino mandibular. Estas áreas criarão o contacto desejado durante o movimento mandibular.

A maior parte do excesso de acrílico é melhor removida com uma roda de borracha dura num torno. A resina é achatada até às marcas de lápis em todas as áreas, exceto na parte anterior e vestibular dos caninos. Uma broca acrílica grande numa peça de mão de baixa velocidade é útil para refinar e alisar a tala após o torno. Quando o aparelho tiver sido adequadamente alisado, é colocado de novo na boca e os contactos CR são marcados com papel de articulação vermelho à medida que o doente fecha. Todos os contactos, tanto anteriores como posteriores, devem ser cuidadosamente refinados para que ocorram em superfícies planas com igual força oclusal. O doente deve ser capaz de fechar e sentir todos os dentes a contactarem de forma uniforme e simultânea.

Ajustar a guia excêntrica:

Quando os contactos CR desejados tiverem sido alcançados, a orientação anterior é refinada. As proeminências acrílicas labiais dos caninos mandibulares são suavizadas. Devem apresentar uma angulação de cerca de 45 graus em relação ao plano oclusal e permitir que os caninos passem de uma forma suave e contínua durante as excursões protrusivas e latero-trusivas (fig. 9.g).

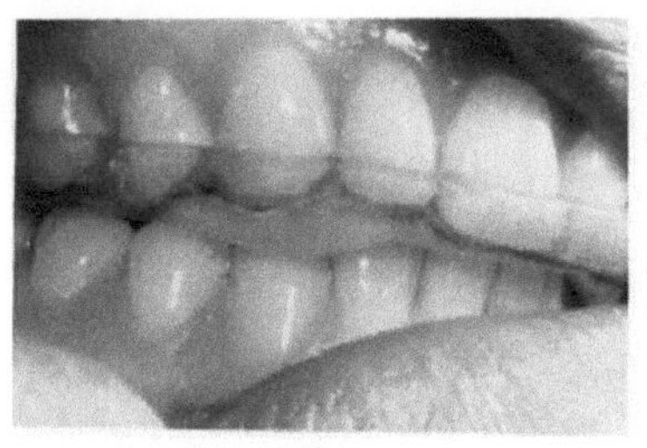
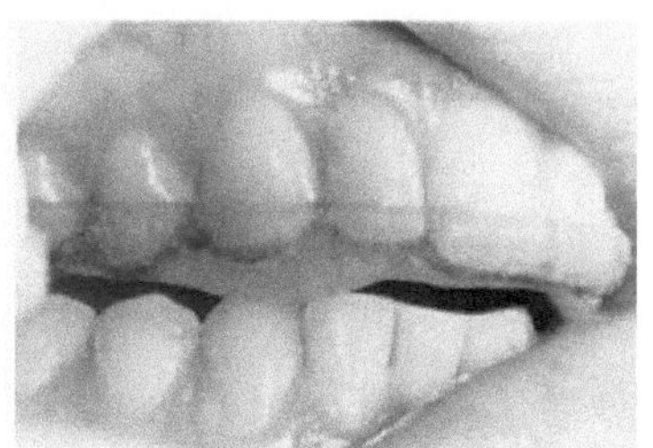

Proeminência acrílica vestibular ao canino (vista lateral). Notar que durante um movimento laterotrusivo o canino mandibular secciona os dentes posteriores remanescentes (orientação do canino) (fig.19.g).

É importante que os caninos mandibulares se movam livremente e suavemente sobre a superfície oclusal do aparelho. Se a angulação das proeminências for muito acentuada, os caninos restringirão o movimento mandibular e poderão agravar uma desordem muscular existente. A confusão pode ser evitada usando um papel de articulação de cor diferente para registar os contactos excêntricos. O aparelho é colocado novamente na boca do paciente. Com o papel de articulação azul, o paciente fecha em RC e move-se em excursões laterotrusivas esquerdas, laterotrusivas direitas e protrusivas direitas. O papel de articulação azul é removido e substituído por papel de articulação vermelho. Novamente a mandíbula fecha em RC e os contactos são marcados. O aparelho é então removido e examinado. As linhas azuis na parte anterior representam os contactos laterotrusivos e protrusivos dos caninos mandibulares (fig.l9.h) e devem ser suaves e contínuas.

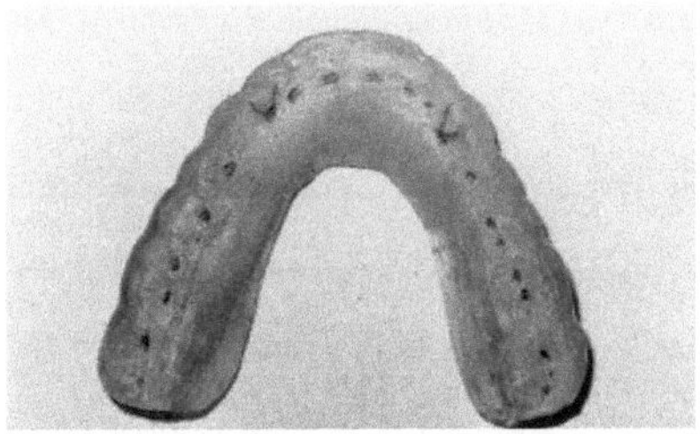

Aparelho de relação cêntrica bem ajustado (vista oclusal). Todos os contactos da relação cêntrica são uniformes e em superfícies planas. O contacto excêntrico ocorre nos caninos (fig.19.h).

Se um canino segue um trajeto irregular ou apresenta um movimento de captura, o trajeto precisa de ser ajustado.

É essencial que a orientação do canino proporcione uma desoclusão suave e delicada dos dentes posteriores. Quaisquer contactos marcados a azul na superfície posterior do aparelho terão sido feitos por interferências excêntricas posteriores e devem ser eliminados, deixando apenas as marcas vermelhas da relação cêntrica. Os contactos excêntricos dos incisivos centrais e laterais inferiores também devem ser eliminados, de modo a que as marcas predominantes sejam as dos caninos inferiores (Fig.l9.i).

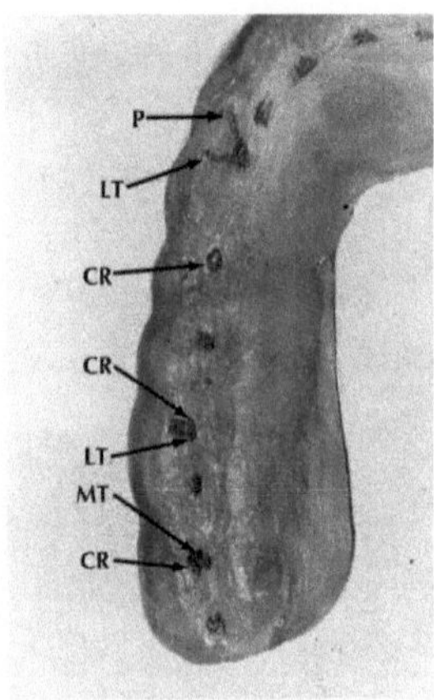

Lado direito de um aparelho com os contactos oclusais marcados. O canino mandibular fornece a orientação laterotrusiva (LT) e protrusiva (P). A porção posterior do aparelho deve revelar apenas contactos de relação cêntrica (CR). Este aparelho, no entanto, também revela contactos posteriores laterotrusivos (LT) e mediotrusivos (MT) indesejáveis. Estes devem ser eliminados (Fig.19.i).

Durante um movimento protrusivo, o objetivo é a orientação pelos caninos superiores e não pelos incisivos centrais e laterais mandibulares. Os incisivos mandibulares podem ser usados para auxiliar nos movimentos protrusivos; mas quando o são, deve-se ter cuidado para não aplicar toda a força de uma protrusão a um único incisivo. Quando os incisivos inferiores são usados para orientação durante uma protrusão, todas as excursões latero-protrusivas devem ser indicadores da probabilidade de um único incisivo ser traumatizado por um determinado movimento. Isto pode levar tempo. Muitas vezes, uma solução mais simples (embora igualmente aceitável) é colocar a orientação protrusiva apenas nos caninos mandibulares, permitindo assim a rápida eliminação de quaisquer contactos excêntricos dos incisivos mandibulares. Após esses ajustes, o aparelho é recolocado na boca do paciente para a repetição das marcações. Os ajustes devem continuar até que os contactos dos dentes posteriores sejam apenas em superfícies planas em RC.

Quando o aparelho de RM tiver sido ajustado na posição reclinada, o paciente é levantado para a posição vertical ou ligeiramente avançada da cabeça e é instruído a bater levemente nos dentes posteriores. Se os contactos anteriores forem mais pesados do que os posteriores, a mandíbula assumiu uma posição ligeiramente anterior durante esta mudança postural e os contactos anteriores devem ser reduzidos até ficarem mais leves do que os posteriores. Assim que o doente conseguir fechar ligeiramente e sentir predominantemente os contactos posteriores, o ajuste está concluído.

Quando o aparelho de RM estiver corretamente ajustado, é alisado e polido. O doente verifica com a língua e os lábios se existem áreas afiadas ou desconfortáveis. Em alguns casos, o acrílico que se estende sobre a superfície vestibular dos dentes superiores não é importante para a retenção e não é necessário para a orientação excêntrica. Pode ser removido dos dentes anteriores do maxilar para melhorar a estética do aparelho.

Critérios finais para o aparelho de relaxamento muscular:

Os oito critérios seguintes devem ser cumpridos antes de o paciente receber o aparelho de RM:

1. Deve encaixar com precisão nos dentes maxilares, com total estabilidade e retenção quando em contacto com os dentes mandibulares e quando verificado por palpação digital.

2. Em RC, todas as cúspides vestibulares mandibulares posteriores devem contactar as suas superfícies planas com uma força uniforme.

3. Durante o movimento protrusivo, os caninos mandibulares devem contactá-lo com uma força uniforme. Os incisivos mandibulares também podem entrar em contacto, mas não com mais força do que os caninos.

4. Em qualquer movimento lateral, apenas o canino mandibular deve apresentar contacto laterotrusivo com o aparelho.

5. Os dentes posteriores da mandíbula devem entrar em contacto com ela apenas no fecho CR.

6. Na posição de alerta para a alimentação, os dentes posteriores devem entrar em contacto com ela de forma mais proeminente do que os dentes anteriores.

7. A superfície oclusal do aparelho deve ser tão plana quanto possível, sem marcas de cúspides mandibulares.

8. O aparelho oclusal é polido para não irritar os tecidos moles adjacentes.

Instruções e ajustamentos:

O paciente é instruído sobre a colocação e remoção correctas do aparelho.

A pressão dos dedos é utilizada para o alinhar e assentar inicialmente. Depois de ter sido empurrado para os dentes, pode ser estabilizado com força de mordida. A remoção é mais fácil apanhando-o perto da área do primeiro molar com as unhas dos dedos indicadores e puxando as extremidades distais para baixo.

O doente deve usar sempre o aparelho, exceto durante as refeições e as medidas de higiene oral. O aparelho só pode alterar os sintomas quando está a ser usado. Se o uso do aparelho causar aumento da dor, o paciente deve interromper o uso e relatar o problema imediatamente para avaliação e correção.

Inicialmente, pode ocorrer um aumento da salivação, que desaparece em poucas horas. O doente também pode estar preocupado com alterações na fala. Isto é temporário e desaparece assim que a língua se adapta à espessura da resina. O aparelho deve ser escovado imediatamente após ser retirado da boca (com água ou talvez bicarbonato de sódio) para evitar a acumulação de placa bacteriana e cálculos e, ao mesmo tempo, evitar qualquer sabor desagradável da escovagem com dentífrico.

O paciente retorna em 2 a 7 dias para avaliação. Nessa altura, as marcas oclusais do aparelho são reexaminadas. À medida que os músculos relaxam, o côndilo assume uma posição mais supero-anterior. Esta alteração deve ser acompanhada de ajustes do aparelho para condições oclusais óptimas. Os exames neuromusculares e da ATM são repetidos em cada consulta subsequente, para que se possa determinar se os sinais e sintomas estão a ser eliminados.

Quando os sintomas são aliviados pelo aparelho, é provável que o diagnóstico correto tenha sido feito e que o tratamento seja aparentemente bem sucedido. Se os sintomas não forem aliviados ou melhorados, o aparelho deve ser reavaliado quanto ao ajuste adequado e aos contactos oclusais. Se esses fatores estiverem corretos e o paciente estiver usando o aparelho conforme as instruções, a origem do distúrbio provavelmente não está incorreta ou o distúrbio muscular é secundário a outra condição.

Como já foi referido, o tratamento eficaz dos mioespasmos secundários só pode ocorrer após a eliminação dos factores etiológicos primários.

Em certas ocasiões, pode ser desejável fabricar um aparelho MR mandibular. As principais vantagens deste tipo de aparelho são o facto de afetar menos a fala e de melhorar a estética. Os requisitos oclusais do aparelho mandibular são exatamente os mesmos que os do aparelho maxilar.

APARELHO DE REPOSICIONAMENTO ANTERIOR[89] *:*

Descrição e objectivos do tratamento

O aparelho de reposicionamento anterior é um dispositivo interoclusal que incentiva a mandíbula a assumir uma posição mais anterior do que a oclusão cêntrica. O seu objetivo é proporcionar uma melhor relação côndilo-disco nas fossas para que a função normal seja restabelecida. Deve eliminar os sinais e sintomas associados aos distúrbios de interferência discal. O tratamento com este tratamento não altera permanentemente a posição mandibular, mas (idealmente) apenas altera a posição temporariamente enquanto a função normal do complexo côndilo-disco regressa. Quando a função está novamente optimizada, o tratamento consiste na eliminação gradual do aparelho e no regresso do paciente à condição anterior (muitas vezes com algumas modificações conservadoras na oclusão). No entanto, um certo número de distúrbios crónicos de interferência discal voltará quando a tala for gradualmente eliminada. Nestes casos, pode ser necessário considerar outras modalidades mais permanentes (cirurgia ou uma sobreposição parcial).

Indicações

O aparelho de reposicionamento anterior é utilizado-

1. Principalmente para tratar perturbações de interferência discal.
2. Os doentes com sons articulares (por exemplo, um clique único ou recíproco) podem, por vezes, ser ajudados por ele.
3. O bloqueio intermitente ou crónico da articulação também pode ser tratado com este medicamento.
4. Algumas doenças inflamatórias são tratadas com esta técnica, uma vez que, frequentemente, apenas um ligeiro posicionamento anterior dos côndilos é mais confortável para o doente.

Contra-indicações para as talas de reposicionamento anterior[30]

Uma tala de reposicionamento anterior é contra-indicada se estiverem reunidas três condições:

1. O côndilo e o disco podem ser alinhados corretamente.
2. Os conjuntos côndilo-disco corretamente alinhados podem deslocar-se para as eminências sem desarranjo.

3. Os discos podem manter o seu alinhamento com os côndilos durante a função.

Se as condições acima puderem ser verificadas, é uma indicação de que as articulações estão a funcionar numa relação fisiologicamente aceitável. Não há necessidade de alterar essa relação e, portanto, não há razão para usar qualquer aparelho que desvie a mandíbula desse eixo condilar.

A verificação de que os conjuntos côndilo-disco são capazes de funcionar normalmente na posição mais superior pode ser conseguida numa base provisória, testando da seguinte forma:

1. *Teste de carga em articulações com pressão bilateral.* A ausência de qualquer sinal de tensão ou sensibilidade em qualquer uma das articulações durante a articulação da mandíbula com carga é uma indicação de que o côndilo e o disco estão alinhados de forma aceitável e não estão apoiados na inclinação da eminência por músculos. Se este teste for aplicado de forma competente, tem sido uma experiência consistente que não há necessidade ou vantagem obtida pela utilização de qualquer tipo de tala diretiva antes do tratamento oclusal. Se o disco estiver deslocado, o contacto osso-osso pode não produzir qualquer desconforto quando carregado, mas a condição deve ser assinalada por uma história de rastreio, análise Doppler ou radiografias.

O teste manipulativo acima referido deve ser aplicado com os dentes afastados. Se os dentes entrarem em contacto, as inclinações divergentes podem deslocar os côndilos do eixo de relação cêntrica e provocar a ativação de uma atividade muscular incoordenada.

2. *Teste de aperto com os dentes separados.* Se as inclinações desviantes dos dentes puderem ser separadas por um rolo de algodão ou qualquer outro dispositivo não desviante que mantenha os dentes separados, o doente pode aplicar uma forte pressão muscular para carregar as articulações. A mandíbula deve ser testada quanto à relação cêntrica e depois mantida nesse eixo de fecho durante os primeiros apertos antes de as mãos a libertarem. O doente pode então

apertar e abrir alternadamente para ver se se nota algum desconforto em qualquer uma das articulações quando carregadas pelos músculos.

Este tipo de teste também pode ser realizado com um dispositivo de ponto de apoio central ou com um registo de mordida de relação cêntrica verificada feito de um material duro ou com um batente anterior não desviado.

3. *Auscultação Doppler.* Se a auscultação Doppler não revelar crepitação ou estalidos durante a abertura ou o fecho e o teste de carga das articulações for negativo, não há razão para utilizar uma tala diretiva.

Os métodos acima referidos podem ser utilizados, mesmo na consulta de exame inicial, com um elevado grau de exatidão. Se houver alguma dúvida sobre a verificação da posição, alinhamento ou estabilidade funcional, é indicado efetuar mais testes. Pode ser utilizado um teste mais abrangente durante a função com o mínimo de incómodo para o doente.

Testes exaustivos para excluir a necessidade de uma tala diretiva[310]

A única razão para utilizar uma tala diretiva é a incapacidade de a articulação funcionar fisiologicamente na sua posição sentada. Uma articulação saudável não precisa de ser direccionada para essa posição. Ela irá mover-se para dentro e para fora da relação cêntrica desde que não existam barreiras mecânicas de inclinações dentárias interferentes. Assim, a harmonia funcional pode ser testada através da utilização a curto prazo de uma tala permissiva para verificar se as articulações se mantêm confortáveis e devidamente alinhadas na ausência de quaisquer inclinações directivas.

A tala oclusal ideal para testar a condição das ATMs é um plano de mordida anterior plano e liso. Existem pelo menos cinco razões para selecionar um plano de mordida anterior em vez de outros tipos de talas oclusais:

1. A separação dos dentes posteriores permite o movimento vertical e horizontal dos côndilos sem interferência.

2. A separação dos dentes posteriores reduz substancialmente a força contrátil

e a atividade dos músculos elevadores, diminuindo assim a pressão de carga sobre as articulações.

3. A superfície plana contra os dentes anteriores inferiores é facilmente fabricada porque nesse local não há necessidade de lidar com os aspectos verticais do côndilo.

4. É simples fornecer uma inclinação de elevação anterior para a exclusão posterior, quando necessário.

5. Se se pretender uma utilização prolongada, pode ser facilmente convertida numa

quando a estabilidade da relação cêntrica tiver sido confirmada. Ou pode ser alterada para uma tala de reposicionamento superior se a posição sentada não puder ser verificada.

Técnica de fabrico simplificada

Tal como o aparelho de RM, o dispositivo de reposicionamento anterior é uma construção em acrílico duro de arcada completa que pode ser utilizada em qualquer arcada. No entanto, a arcada maxilar é preferida porque assim é mais fácil fabricar uma rampa de orientação para direcionar a mandíbula para a posição anterior desejada. Com um aparelho mandibular, a rampa guia não alcança essa posição para frente tão facilmente e, portanto, a mandíbula não é tão bem controlada. Por outras palavras, o paciente pode posicionar a mandíbula mais facilmente para trás com a tala mandibular.

Fabrico e montagem do aparelho:

O passo inicial do fabrico de um aparelho de reposicionamento anterior maxilar é idêntico ao do fabrico de um aparelho de relaxamento muscular. O batente anterior é construído e adaptado aos dentes maxilares. Uma vez que o acrílico que se estende sobre as superfícies vestibulares dos dentes maxilares não é necessário para fins de retenção ou oclusão, é removido para melhorar o conforto e a estética.

Localização da posição anterior correcta:

A chave para o sucesso da fabricação do aparelho de reposicionamento anterior é encontrar a posição mais adequada para eliminar os sintomas do paciente. Para isso, utiliza-se o batente anterior. A superfície do batente é ajustada de forma a ficar plana e perpendicular aos eixos longos dos incisivos inferiores. Como no caso do aparelho MR, o paciente abre e fecha repetidamente o batente. Quando os incisivos ocluem com o aparelho, os dentes posteriores devem estar próximos, mas não em contacto com a parte posterior do aparelho. Se houver contacto, a porção posterior deve ser desbastada. Uma vez feito isso, o paciente fecha novamente o batente e os sintomas articulares são avaliados. Se os sintomas tiverem sido removidos apenas com o aumento da dimensão vertical proporcionado pelo batente, o aparelho é fabricado como descrito anteriormente.

Se o estalido não tiver sido removido, o doente é instruído para fazer uma ligeira protrusão e para abrir e fechar nesta posição (Fig.20 a,b&c).

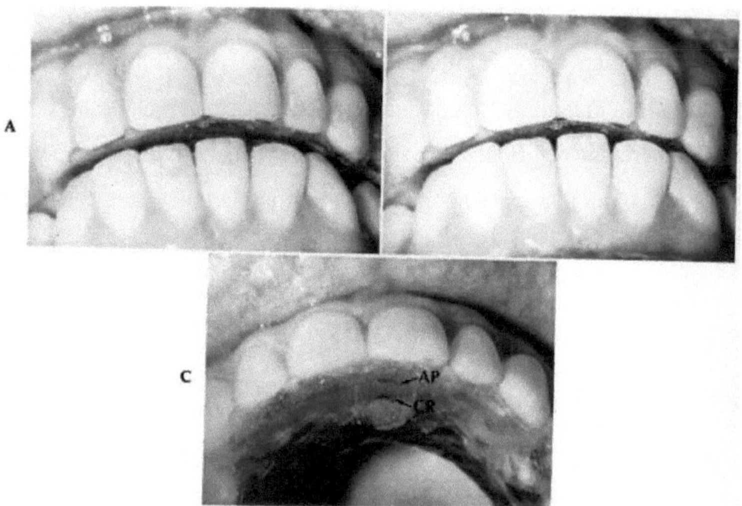

Localização da posição anterior desejável. A, Relação dos dentes anteriores com o batente anterior em relação cêntrica B, O paciente produz ligeiramente até ocorrer um movimento de abertura e fecho que elimina o distúrbio de interferência do disco. A área de contacto no batente anterior é marcada com papel de articulação nesta posição. C, Duas marcas de

contacto: o contacto da relação cêntrica (CR) e a posição anterior desejada eliminam os sintomas de interferência discal (AP) (fig.20).

A articulação é reavaliada quanto aos sintomas e a posição anterior que pára o estalido é localizada e marcada com papel de marcação vermelho à medida que o doente bate no batente. A posição utilizada deve ser a distância anterior mais curta do CO que elimina os sintomas. Uma vez marcada a posição, o aparelho é removido e a área de contacto é ranhurada com uma pequena broca redonda, com uma profundidade de aproximadamente Imm. Isto irá proporcionar um local de contacto positivo para o incisivo mandibular. O aparelho é então recolocado na boca e o paciente localiza os sulcos e bate nele. Uma vez encontrada a localização correcta para o incisivo, o doente abre e fecha, voltando a essa posição, enquanto os sintomas articulares são avaliados. Devem ouvir-se sons articulares durante a abertura e o fecho. A dor articular durante o apertamento também deve ser reduzida ou eliminada. A dor originada por mioespasmos do pterigóideo lateral superior, no entanto, não será eliminada, uma vez que este músculo está ativo apenas durante o cerramento. As técnicas de manipulação funcional podem ser úteis para diferenciar esta dor.

Se não forem observados sinais ou sintomas, esta posição é verificada como a posição anterior correcta para o aparelho. Se os sintomas articulares continuarem presentes, a posição não é satisfatória e deve ser determinada uma nova posição.

O objetivo do tratamento com o aparelho de reposicionamento anterior é eliminar os sons articulares. No entanto, embora a eliminação dos ruídos articulares possa ajudar a determinar a posição mandibular correcta, a ausência de ruídos não indica necessariamente que o côndilo está assente na zona intermédia deste disco. Tanto a artrografia como a tomografia computorizada[76] revelaram que, mesmo quando os sons articulares são eliminados pelo aparelho de reposicionamento anterior, alguns discos permanecem deslocados ou deslocados. Foi sugerido, portanto, que estas técnicas mais sofisticadas fossem utilizadas para ajudar a localizar a posição mandibular ideal para o aparelho. Isto seria sem dúvida útil, mas é provável que a maioria dos profissionais considere estas técnicas pouco práticas e dispendiosas.

Assim, pode ser mais viável estabelecer a posição inicialmente usando sons articulares clínicos e, se o aparelho não conseguir reduzir os sintomas, então recorrer a técnicas mais sofisticadas para assistência.

Quando os sintomas articulares tiverem sido eliminados e verificados pela paragem anterior, o aparelho é retirado da boca do paciente e é adicionado acrílico autopolimerizável à superfície oclusal restante para que todos os contactos oclusais possam ser estabelecidos.

NOTA: O batente anterior não deve ser coberto pelo acrílico.

É colocado um excesso de acrílico na área palatina anterior, que ficará localizada lingualmente aos dentes anteriores mandibulares quando ocluídos. O dispositivo é então devolvido à boca e o doente fecha lentamente na área sulcada no batente anterior. O fecho inicial pode ser assistido instruindo o doente para a posição correcta. Quando se sente o contacto dos dentes anteriores na ranhura do batente anterior, a posição é verificada abrindo e fechando algumas vezes. Com os dentes juntos, o doente deve colocar suavemente a língua sobre a resina de presa, por lingual, nos dentes anteriores e pressionar. Isto irá adaptar a resina às superfícies linguais dos dentes anteriores da mandíbula e fornecer a rampa necessária para guiar a mandíbula para a posição anterior.

Durante as fases iniciais da presa, pede-se ao paciente que mova a mandíbula ligeiramente para a frente e para trás dentro do sulco (aproximadamente 0,5 mm) para ajudar a limpar a resina à volta das cúspides e facilitar os passos de ajuste. Quando a resina se torna firme e imediatamente antes da produção de calor, a tala é removida e deixada a curar em bancada.

Ajustar a oclusão:

Ao contrário do aparelho de MR, o aparelho de reposicionamento anterior requer inclinações ao redor das cúspides para determinar a posição anterior. As inclinações mesiais, chamadas de orientação retrusiva, estão localizadas distalmente às pontas das cúspides posteriores e lingualmente aos incisivos inferiores (Fig.21 a, b & c). É importante que sejam mantidas para estabelecer a posição anterior necessária.

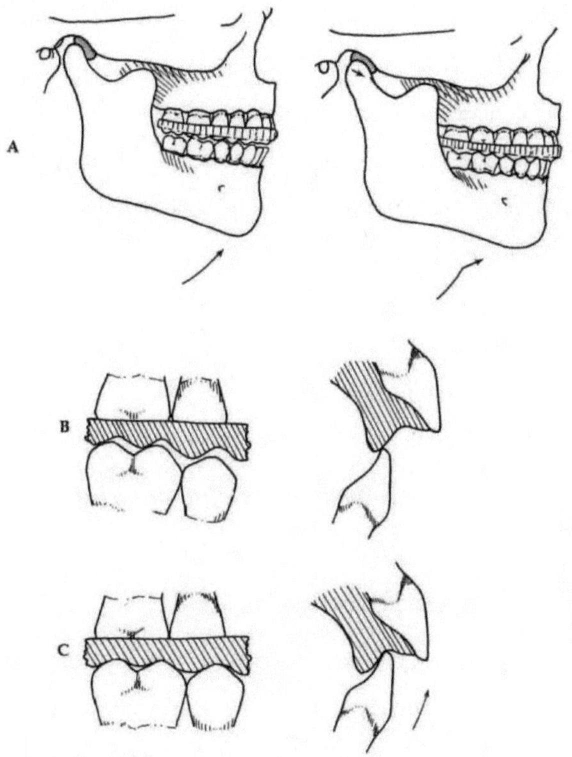

O aparelho de reposicionamento anterior faz com que a mandíbula assuma uma posição mais avançada, criando uma relação côndilo-disco mais favorável B, Durante o encerramento normal, os dentes anteriores da mandíbula entram em contacto com a rampa de orientação retrusiva fornecida pelo aparelho maxilar C, À medida que a mandíbula sobe para a oclusão, a rampa faz com que se desloque para a frente, para a posição desejada que eliminará a perturbação de interferência do disco (fig.21).

O aparelho é avaliado e os excessos grosseiros são removidos com uma roda de borracha dura no torno. Uma broca de acrílico numa peça de mão de baixa velocidade alisa a resina acrílica. São deixadas ligeiras inclinações de cúspide nos dentes posteriores, e a grande rampa lingual na região anterior é apenas alisada. A tala é recolocada na boca e o paciente fecha-se na posição anterior. Após algumas batidas no papel articulador vermelho, a tala é removida e avaliada. O contacto sonoro deve ser visível nas pontas das cúspides. Em muitos casos, a resina de presa terá sido tão distorcida que as pontas das cúspides não conseguem alcançar a profundidade das impressões, resultando em marcas tipo "donut". Quando isto ocorre, a resina à volta de cada impressão deve ser reduzida, permitindo que as cúspides contactem completamente nas fossas. Um aparelho bem ajustado permite o contacto de todos os dentes de forma uniforme e simultânea na posição estabelecida para a frente. Se o paciente desejar retruir a mandíbula, a rampa de orientação anterior proeminente entrará em contacto com os incisivos mandibulares e, durante o movimento de fecho, fará com que a mandíbula volte à posição anterior desejada. A rampa é desenvolvida numa superfície de deslizamento suave de modo a não promover a captura ou o bloqueio dos dentes em qualquer posição.

Critérios finais para o aparelho de reposicionamento anterior:

Os quatro critérios seguintes devem ser cumpridos pelo aparelho de reposicionamento anterior antes de ser administrado ao paciente:

1. Deve encaixar com precisão nos dentes maxilares, com total estabilidade e retenção quando em contacto com os dentes mandibulares e quando verificado por palpação digital. Na posição estabelecida para a frente, todos os dentes mandibulares devem entrar em contacto com ela com uma força uniforme.

2. A posição para a frente por ele estabelecida deve eliminar os sintomas articulares durante a abertura e o fecho de e para essa posição.

3. Na amplitude de movimento retrusiva, a rampa de orientação retrusiva lingual deve entrar em contacto após o fecho e direcionar a mandíbula para a posição anterior estabelecida.

4. O aparelho deve ter um polimento suave e ser compatível com as estruturas adjacentes dos tecidos moles.

Instrução e ajustamentos:

Tal como acontece com o aparelho MR, são dadas instruções sobre a colocação e remoção do aparelho de reposicionamento anterior, bem como conselhos sobre os seus cuidados adequados. O paciente é instruído a usá-lo em todos os momentos, mesmo enquanto come. Qualquer remoção prematura pode reinstituir as condições que causaram o distúrbio e minimizar qualquer progresso alcançado.

No início, o aparelho de reposicionamento anterior pode criar alguns problemas na fala e na mastigação. Para a maioria dos pacientes, esses problemas não duram mais do que 3 a 5 dias. Para os pacientes que relatam dificuldades durante as actividades funcionais do dia a dia, pode ser substituído por um aparelho mandibular. Este deve ser desenvolvido na mesma posição mandibular que o aparelho maxilar. Alguns pacientes consideram a tala mandibular mais aceitável do ponto de vista funcional e estético. No entanto, não restringe o movimento mandibular retrusivo tão bem como o aparelho maxilar, uma vez que não pode ser desenvolvida uma rampa de orientação retrusiva proeminente. Portanto, o paciente deve ser instruído a manter a posição para frente ditada pelo aparelho mandibular. O aparelho maxilar é prescrito novamente para ser usado durante o sono, já que o paciente não consegue mais manter conscientemente a posição para frente. É provável que durante o sono a mandíbula se retrua e o aparelho maxilar (com a rampa retrusiva proeminente) restringe melhor este movimento.

O tempo de utilização do aparelho será determinado pelo tipo, extensão e cronicidade da doença. A saúde e a idade do paciente também são factores a ter em conta no tratamento.

PLANO DE MORDIDA ANTERIOR[89]

Descrição e objectivos do tratamento

O plano de mordida anterior é um aparelho de acrílico duro, usado sobre os dentes maxilares, que permite o contacto apenas com os dentes anteriores da mandíbula (Fig. 22). O seu principal objetivo é desbloquear os dentes posteriores, eliminando assim a sua influência na função do sistema mastigatório.

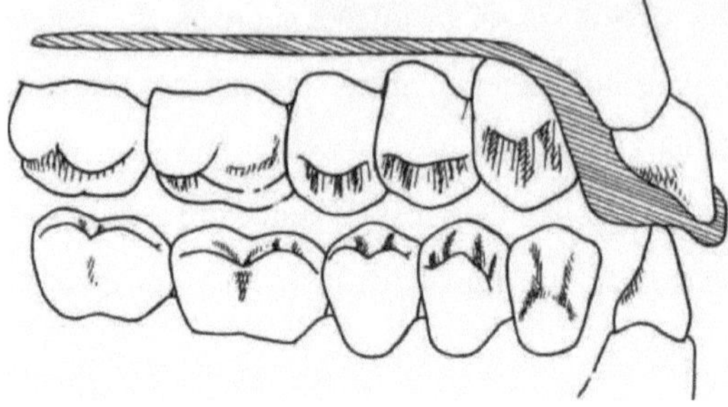

Plano de mordida anterior. Este aparelho proporciona contactos oclusais apenas nos dentes anteriores (fig.22).

Indicações :

O plano de mordida anterior tem sido sugerido[18,95] para o tratamento de distúrbios musculares, especialmente mioespasmos, que se originam de uma condição occlsual. A atividade para-funcional associada a contactos dentários posteriores desfavoráveis pode ser tratada com este aparelho, mas apenas por períodos curtos. Podem ocorrer algumas complicações maiores quando se utiliza um plano de mordida anterior ou qualquer aparelho que cubra apenas uma parte de uma arcada. Os dentes posteriores sem oposição têm o potencial de supra-erupção. Se o aparelho for usado continuamente por várias semanas ou meses, há uma grande probabilidade de que os dentes posteriores mandibulares não opostos supra-erupcionem. Quando isto ocorre e o aparelho é removido, os dentes anteriores deixam de estar em contacto e o resultado é uma mordida aberta anterior.

A terapia do plano de mordida anterior deve ser monitorada de perto e usada apenas por curtos períodos. O mesmo efeito de tratamento pode ser obtido com o aparelho de RM e, por isso, ele é geralmente a melhor escolha. Quando um aparelho de arcada completa é fabricado e ajustado, não há possibilidade de supra-urupção, independentemente do tempo de uso do aparelho.

PLANO DE MORDIDA POSTERIOR[89]

Descrição e objectivos do tratamento

O plano de mordida posterior é normalmente fabricado para os dentes mandibulares e consiste em áreas de acrílico duro localizadas sobre os dentes posteriores e ligadas por uma barra lingual de metal fundido. Os objectivos do tratamento do plano de mordida posterior são conseguir alterações importantes na dimensão vertical e no reposicionamento mandibular.

Indicações:

Os planos de mordida posteriores têm sido defendidos para

1. Casos de perda grave da dimensão vertical ou quando é necessário efetuar alterações importantes no reposicionamento anterior da mandíbula[41] .

2. Alguns terapeutas sugeriram que este aparelho fosse utilizado por atletas para melhorar o desempenho desportivo. Atualmente, no entanto, as provas científicas não apoiam esta teoria.

3. O uso deste aparelho pode ser indicado para certos distúrbios de interferência discal. Tal como acontece com o plano de mordida anterior, a maior preocupação em relação a este aparelho é o facto de ocluir apenas com parte da arcada dentária, permitindo assim uma potencial supraerupção dos restantes dentes. Para o tratamento de interferências discais de uso constante e prolongado, toda a arcada deve ser incluída, como no caso dos aparelhos de reposicionamento anterior.

APARELHO GIRATÓRIO[89]

Descrição e objectivos do tratamento

O aparelho pivotante é um dispositivo de acrílico duro que cobre uma arcada e normalmente fornece um único contacto posterior em cada quadrante (Fig.23.). Este contacto é normalmente estabelecido o mais posteriormente possível. Quando uma força superior é aplicada sob o queixo, a tendência é empurrar os dentes anteriores para perto uns dos outros e girar os côndilos para baixo em torno do ponto de articulação posterior.

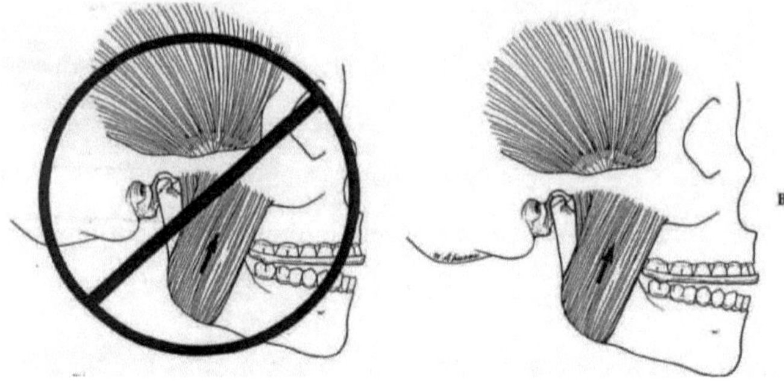

Aparelho pivotante posterior. Muitos clínicos acreditam que este aparelho, A, irá causar distração condilar; no entanto, tal não foi documentado. Uma vez que a articulação está assentada à força dos músculos elevadores (masseter e temporal), B, a articulação está assentada na posição musculoesquelética estável enquanto são aplicadas forças ao dente posterior que contacta com o pivô. Embora esse aparelho carregue as articulações, ele não as distrai. A distração só ocorre se forem aplicadas forças extra-orais para cima sobre o queixo (fig. 23)

Indicações

O aparelho pivotante foi originalmente desenvolvido com a ideia de que diminuiria a pressão intrarticular e, assim, descarregaria a superfície articular da articulação. Acreditava-se que isso seria possível quando os dentes anteriores se aproximassem, criando um fulcro ao redor do segundo molar e girando o côndilo para baixo, longe da fossa. No entanto, esse efeito só pode ocorrer se as forças que fecham a mandíbula estiverem localizadas anteriormente ao pivô. Infelizmente, as forças do músculo elevador estão localizadas principalmente na parte posterior do pivô, o que impede qualquer ação de pivotamento. Embora tenha sido inicialmente sugerido que esta terapia seria útil no tratamento de sons articulares, parece agora que o aparelho de reposicionamento anterior é mais adequado para este fim, uma vez que proporciona um melhor controlo das alterações reposicionadas.

De facto, o aparelho pivotante tem sido defendido para o tratamento de sintomas relacionados com a doença articular degenerativa da ATM. Também tem sido sugerido que o aparelho seja inserido e que sejam colocadas ligaduras elásticas e elásticos desde o queixo até ao topo da cabeça para diminuir as forças sobre a articulação.

Estudos demonstram que um aparelho pivotante sem força extra-oral, na verdade, assenta os côndilos numa posição ântero-superior nas fossas. Assim, ele não descarrega as articulações temporomandibulares. A única circunstância em que uma ATM pode realmente ser distraída por um aparelho desse tipo é quando ele é usado como pivô unilateral. Nesse caso, se for colocado na região do segundo molar, o fecho da mandíbula sobre o aparelho irá carregar a articulação contra-lateral e distrair ligeiramente a ipsilateral (ou seja, aumentar o espaço discal). A biomecânica deste aparelho pode parecer indicada para o tratamento de uma luxação discal aguda e unilateral sem redução. No entanto, não existem atualmente provas científicas de que este tratamento seja eficaz na redução do disco. Se este dispositivo for utilizado, não deve ser utilizado por mais de uma semana, uma vez que é suscetível de invadir o segundo molar utilizado como pivô.

APARELHO MACIO OU RESILIENTE[89]

O aparelho mole é um dispositivo fabricado com material resiliente que é normalmente adaptado aos dentes superiores. O objetivo do tratamento é conseguir um contacto uniforme e simultâneo com os dentes opostos. Em muitos casos, isto é difícil de conseguir com precisão, uma vez que a maioria dos materiais macios não se ajustam facilmente aos requisitos exactos do sistema neuromuscular.

Indicações

Existem vários usos para os quais os aparelhos macios têm sido defendidos. Infelizmente, existem poucas evidências para apoiar muitos deles. Certamente, a indicação mais comum e bem fundamentada é como dispositivo de proteção para pessoas susceptíveis de sofrerem traumatismos nas suas arcadas dentárias. As talas atléticas protectoras diminuem a probabilidade de danos nas estruturas orais quando se sofre um traumatismo.

Os aparelhos macios também têm sido recomendados para pacientes que apresentam altos níveis de cerramento e bruxismo. Parece razoável que eles ajudem a dissipar algumas das forças de carga pesadas encontradas durante a atividade parafuncional. No entanto, se a hiperatividade muscular for iniciada por uma condição oclusal, é provável que o aparelho macio não melhore a condição, uma vez que é geralmente difícil de ajustar. Uma vez que o paciente tenha se adaptado ao aparelho, a nova condição oclusal pode, na verdade, potencializar a atividade parafuncional. Isso é comprovado por um estudo[90] que demonstrou que o bruxismo e o apertamento noturno aumentaram em cinco de dez indivíduos com um aparelho macio; no mesmo estudo, oito dos dez indivíduos tiveram uma redução significativa da atividade parafuncional noturna com um aparelho de relaxamento muscular rígido. (Outro estudo[12] , que avaliou a eficácia de aparelhos rígidos e macios nos sintomas, mostrou que os aparelhos rígidos reduzem os sintomas mais eficazmente do que os macios.

A evidência científica apoia a utilização de aparelhos rígidos para a redução dos sintomas relacionados com a atividade para-funcional. Os aparelhos macios não estão bem documentados na literatura científica. No entanto, têm sido defendidos para pacientes que sofrem de sinusite repetida ou crónica, resultando em dentes posteriores extremamente sensíveis[30] . Em alguns casos de sinusite maxilar, os dentes posteriores (com raízes que se estendem para a área do seio) tornam-se extremamente sensíveis às forças oclusais. Um aparelho macio ajudou a diminuir os sintomas enquanto o tratamento definitivo foi direcionado para a sinusite.

TIPOS DE PONTO[13]

São apresentados os vários tipos de talas, as suas características de conceção, nomes adicionais e utilizações comuns.

Tala de plano de mordida:

Desenho: Uma tala rígida maxilar ou mandibular que permite o contacto de apenas um ou mais dentes anteriores. Os dentes posteriores não entram em contacto.

Outros nomes: Gabarito anterior, gabarito Lucia, Hawley com biteplane ou desprogramador anterior.

Utilização: Interromper o sentido da posição mandibular, eliminar o feedback propriocetivo dos dentes posteriores e/ou reduzir a atividade muscular.

Tala hidrostática:

Conceção: Reservatório cheio de fluido que cobre os dentes.

Utilização: Equalizar a pressão de mordedura.

MORA: (aparelho ortopédico de reposicionamento mandibular)

Desenho: Tala dura de cobertura posterior mandibular, normalmente com uma barra lingual a ligar os segmentos posteriores.

Outros nomes: Tala de Gelb

Utilização: Aumentar a força e o desempenho atlético, alterar o contacto oclusal posterior, eliminar o contacto dentário anterior ou restaurar a dimensão vertical.

Tala pivotante:

Desenho: Tala mandibular com contacto oclusal apenas no dente mais posterior. Pode ser unilateral ou bilateral.

Utilização: Descarregar a ATM ou esticar a articulação. Pode ser utilizado em conjunto com a proteção de queixo de tração vertical.

Tala macia:

Conceção: Material resiliente. Cobertura total.

Outros nomes: Posicionador, protetor bucal, protetor noturno.

Utilização: Tratamento da disfunção da dor miofascial e do bruxismo. Aparelho de emergência.

Tala de estabilização:

Desenho: Cobertura total maxilar ou mandibular incorporando contacto posterior uniforme no fecho, exclusão anterior e orientação do canino ou função de grupo em excursões laterais sem contactos laterais de equilíbrio. Normalmente construída em posição de relação cêntrica.

Outros nomes: Plano plano, Shore (maxilar), Tanner (mandibular), reposicionamento superior, desprogramação muscular ou tala de relação cêntrica.

Utilização: Múltiplos. Tratamento de dores musculares e articulares, especialmente devido a discrepâncias de contacto oclusal ou hábitos parafuncionais. Desprogramação da posição mandibular. Alteração da dimensão vertical.

Tala de reposicionamento:

Conceção: Tala rígida maxilar ou mandibular com entalhes ou inclinações cúspides para guiar a mandíbula para uma posição pré-determinada.

Outros nomes: Reposicionamento anterior, LARS (ligated anterior repositioning), posicionador ortopédico.

Utilização: Alterar a posição do côndilo no contacto oclusal, recaptura da deslocação do menisco.

CARACTERÍSTICAS DA TALA[33]

As características de uma tala bem sucedida devem incluir estabilidade, equilíbrio em CR paragens de igual intensidade em todos os dentes desclusão posterior imediata uma superfície de pista de patinagem transição suave em excursões laterais protrusivas e laterais alargadas (crossover) conforto durante o uso e estética razoável. A colaboração do paciente também contribui para o sucesso da tala.

Uma tala que se move na boca não pode fornecer a estabilidade necessária para uma superfície definitiva imóvel preparada para forças pesadas de todas as direcções. O laboratório deve fabricar uma tala de modo a que esta entre e saia com um ligeiro corte inferior para assegurar um ajuste firme. O paciente não deve sentir qualquer sensação de aperto em qualquer um dos dentes quando a tala está colocada, se não for esse o caso, a hipersensibilidade dentária seguir-se-á normalmente. O comprimento da tala na lingual e na vestibular depende da necessidade de retenção como resultado do tamanho e forma do dente. Quanto mais curta e fina for a tala na lingual, melhor será a colaboração do paciente, mais discreta será a fala e mais confortável será a postura da língua. Os flanges vestibulares devem ser suficientemente espessos para serem fortes mas não interferirem com as zonas neutras.

O fabrico numa resina acrílica dura polimerizada a quente facilitará o estabelecimento e o ajuste dos pontos de contacto. A resina acrílica ortodôntica é de fácil utilização, fácil de ajustar e suficientemente macia para não hiperactivar os ligamentos periodontais. Também pode ser polida até obter um brilho elevado para uma superfície de baixa fricção. Os metacrilatos de metilo são relativamente fáceis de trabalhar, mas mantêm um odor forte e apresentam uma composição granular que é mais difícil de polir e ajustar. Os materiais resilientes de borracha macia utilizados para protecções desportivas não possuem nenhuma das características importantes para a terapia com talas e não têm qualquer utilização eficaz nesta área. As pseudo talas hidrostáticas funcionam para separar os dentes e reduzir a hiperatividade muscular durante curtos períodos de tempo, enquanto as talas de cobertura total estão a ser fabricadas. O uso a longo prazo dos primeiros não é recomendado. A resina Ultra é sugerida para pacientes com alergia a resinas acrílicas ortodônticas.

O laboratório necessita de instrumentos explícitos para o fabrico de qualquer aparelho intra-oral. Os aparelhos maxilares e mandibulares têm desenhos complexos e diferentes, mas funcionam da mesma forma. Todos os dentes entram em contacto em RC num aparelho maxilar, muitas vezes com contacto cúspide a cúspide em RC, sem que os dentes anteriores maxilares se toquem. Muitos pacientes com DTM têm uma sobreposição horizontal significativa; estender a resina acrílica mandibular para contactar os dentes maxilares seria inestético, fisicamente desconfortável e desnecessário. Uma vez que a cavidade oral é um sistema dinâmico e o movimento da mandíbula é quase sempre para a frente, os dentes anteriores estarão em contacto constante com a tala. Esta área deve ser equilibrada fazendo com que o paciente se mova em movimentos protrusivos laterais e mediolaterais, marcando as áreas e estabelecendo princípios de orientação anterior

Os aparelhos mandibulares são a escolha popular para pacientes activos que usam aparelhos 24 horas por dia, uma vez que não mostram ou afectam tanto a fala, enquanto os aparelhos maxilares são uma escolha atractiva para uso noturno, uma vez que todos os dentes estão em contacto com a mesma intensidade e os 13% da população que faz bruxismo isométrico terão estas forças mais equilibradas. Outras razões são as irregularidades, a profissão do paciente e o potencial de engasgamento. É adequado que o paciente tenha um aparelho mandibular para uso diurno e um aparelho maxilar para uso noturno.

Recomenda-se o uso da tala durante 24 horas devido às forças geradas quando os dentes se juntam durante a deglutição e a mastigação as forças de deglutição excedem as forças de mastigação ocorrem aproximadamente 2000 vezes por dia e acontecem durante todo o dia. Se possível, a tala deve ser usada quando o paciente come.

As talas de reposicionamento anterior foram originalmente concebidas para "recapturar" os discos através da protrusão da mandíbula até que o côndilo voltasse ao disco, o que pode ter sido temporariamente melhor alinhado com o côndilo fora da fossa, mas os parâmetros fisiológicos necessários para o funcionamento dos pterigóides laterais e dos tecidos retrodiscais (joelho vascular) não foram abordados. Clark[25] encontrou bom sucesso clínico com essa modalidade, e Anderson et al[2] chegou a sugerir sua superioridade em relação aos aparelhos planos. Estudos mais longos de Lundh e Westesson[72] mostraram que os estalidos que inicialmente pararam com estes aparelhos voltaram numa grande percentagem dos pacientes.

Os pacientes que não apresentaram mais estalidos, o que indica que a função pretendida das talas de reposicionamento anterior não foi cumprida. Nos doentes que não sentiram mais estalidos, o disco pode ter sido permanentemente empurrado para o lado no pólo lateral, em vez de recapturar o disco.

O sucesso no alívio da dor com estes aparelhos pode ser impressionante, mas também pode ser explicado. Se a mandíbula for trazida para baixo e para a frente, o côndilo não irá colidir com os tecidos retrodiscais inflamados, o que é uma das principais fontes de dor. As talas de reposicionamento anterior podem ser um tratamento válido para utilização a curto prazo (não mais de 10 dias) em casos de traumatismo, quando as talas de estabilização tendem a aumentar a dor ao permitir o livre acesso do côndilo aos tecidos inflamados na área retrodiscal. No entanto, as talas de reposicionamento anterior tendem a introduzir mordidas abertas posteriores em utilizadores a longo prazo (quando o aparelho não cobre os dentes anteriores), e é necessária uma ortodontia heróica ou dentisteria restauradora para fechar os dentes na sua nova posição anterointerior com contenção muscular. Seria necessário desconsiderar os princípios anatómicos e fisiológicos do sistema mastigatório para acreditar que um aparelho de reposicionamento anterior deveria ser uma modalidade padrão para qualquer tipo de distúrbio de DTM (exceto traumas agudos de curta duração).

ESCOLHER A TALA CORRECTA[i3] :

A determinação do tipo apropriado de terapia com tala depende do diagnóstico específico da desordem temporomandibular e de uma compreensão completa da anatomia do complexo côndilo/disco.

A incoordenação muscular é determinada pela palpação muscular, carga articular, medições da amplitude de movimento, palpação articular, avaliação oclusal e diagnóstico Doppler. Os doentes apresentam sintomas dolorosos nos músculos faciais, dores de cabeça, amplitudes de movimento limitadas, inflamação frequente das articulações e interferências oclusais na RC; podem também estar presentes estalidos pouco frequentes durante o movimento da mandíbula. Esta assimetria anatómica é reversível se for detectada a tempo e tratada com terapia de plano de mordida ou terapia de tala permissiva na Fase I (tratamento reversível) e com terapia de Fase II apropriada (terapia oclusal aditiva ou subtractiva, dentisteria restauradora, ortodontia, cirurgia maxilofacial e cirurgia alveolar segmentar) para restaurar o equilíbrio da posição CR.

A incoordenação muscular *e discal* tem os mesmos sinais e sintomas que a incoordenação muscular, exceto o estalido recíproco ou uma história de estalido recíproco que pára. O diagnóstico pode incluir tomografias com correção sagital. Os doentes apresentam frequentemente o pólo medial do côndilo intacto sob o disco danificado por carga ou estiramento e subsequente laxidez ligamentar. A maioria dos sintomas pode ser reversível se for detectada a tempo, embora a reversibilidade do estalido dependa da forma do disco distorcido e da fibrose do músculo pterigoide lateral. O tratamento geralmente inclui terapia com talas permissivas e terapia de Fase II para estabilização devido à estrutura ligamentar fraca.

Com a incoordenação muscular e discal avançada, os sintomas podem ser os mesmos das fases anteriores, embora o bloqueio da mandíbula, os ruídos articulares dolorosos e o aumento da dor com a terapia com talas possam ser evidentes. Estes doentes têm frequentemente uma longa história de ruídos articulares sem dor que se tornaram dolorosos. A dor à carga com a manipulação bimanual é evidente e pode ser extrema. As técnicas de diagnóstico incluem tomogramas sagitalmente corrigidos e imagens de ressonância magnética. Pode ser necessária uma intervenção cirúrgica, dependendo da localização e do grau de deslocação do disco. Estas fases são irreversíveis, mas podem ser geridas até um estado sem dor com medicamentos adequados, terapia com talas e terapia de Fase

II.

CONCEPÇÃO DA TALA COM CONSIDERAÇÕES FUNCIONAIS [33]

A compreensão da função do sistema mastigatório fornece uma excelente base para o desenho da tala. É necessário um conjunto de dentes (a tala) que tenha um contacto de igual intensidade em todos os dentes, que proporcione uma desoclusão posterior imediata pelos dentes anteriores e uma orientação condilar, e que seja o menos friccional possível para a harmonia neuromuscular e subsequente cicatrização. A tala de estabilização cumpre estes objectivos. Ela pode ser colocada em qualquer arcada, desde que os requisitos básicos sejam atendidos. A tala deve permitir que o côndilo atinja a posição CR. Isto pode ser conseguido com a manipulação bimanual, que foi promovida por Dawson[30] e provou ser o método mais fiável e repetível para atingir a RC com profissionais inexperientes.

Uma tala de estabilização não é única se os dentes e/ou a inflamação resultarem num assentamento condilar incompleto. A tala pode ser considerada um conjunto de dentes com interferências oclusais. Portanto, a tala deve ser continuamente monitorada e ajustada. Quando o músculo relaxa e/ou a inflamação diminui, a posição dos dentes na tala muda. Quando se consegue reajustar a tala para a posição CR, os dentes e o conjunto côndilo/disco atingem a harmonia neuromuscular. Isto explica porque é que os doentes sentem algum alívio inicial com quase tudo o que lhes é colocado na boca, mas deixam de melhorar após as primeiras 1 a 2 semanas. Se as interferências na tala forem continuamente perseguidas pelo reequilíbrio em RC, o paciente sentir-se-á confortável e permanecerá assim. Quanto mais hábil o profissional se tornar com esse equilíbrio e tempo, mais rapidamente o paciente pode progredir. A técnica funciona inevitavelmente; no entanto, a falta de atenção aos pormenores ou o nível de competência do médico podem influenciar o sucesso.

O QUE É QUE AS TALAS OCLUSAIS PODEM FAZER ???[30]

As talas oclusais podem desempenhar uma função básica. Podem impedir que a oclusão existente controle a relação da mandíbula na máxima intercuspidação.

Quando as superfícies oclusais estão cobertas, parcial ou totalmente, o material da tala torna-se a superfície de oclusão. A forma como essa superfície oclusal é contornada determina como a mandíbula deve ser posicionada para ocluir os dentes com a tala. Uma vez que os côndilos devem mover-se à medida que a mandíbula se move, o efeito final da tala oclusal é a acomodação do eixo condilar à relação mandibular ditada pela tala. Isso pode ser benéfico ou prejudicial, dependendo de onde os conjuntos côndilo-disco devem se mover para se conformar com a oclusão estabelecida na tala.

Embora todos os outros efeitos das talas oclusais sejam secundários ao controlo das relações maxilares, existem vários benefícios secundários que podem resultar da cobertura oclusal por uma tala removível, como se segue:

1. *Estabilização de dentes fracos.* Uma tala oclusal pode estabilizar eficazmente dentes fracos ou hipermóveis através da adaptação do material da tala em torno das superfícies axiais. Ela pode servir, de facto, como um retentor.

2. *Distribuição das forças oclusais.* Redução do stress nos dentes individuais pode ser efectuada através do fornecimento de mais contactos de igual intensidade contra a superfície oclusal corrigida da tala. Esta alteração também afecta a entrada proprioceptiva para o sistema neuromuscular.

3. *Redução do desgaste.* O desgaste ocorre contra os splints e não contra os dentes opostos.

4. *Estabilização de dentes não opostos.* O fornecimento de contactos oclusais para dentes não opostos impede a sua erupção. Uma tala oclusal é muitas vezes um compromisso eficaz quando um paciente não está pronto para uma prótese mais permanente.

O QUE É QUE AS TALAS NÃO PODEM FAZER???[33]

As talas não podem fazer ***3 coisas básicas*** :

1. Descarregar a articulação, 2. prevenir o bruxismo, ou 3. "curar" o paciente.

Alguns autores e professores afirmaram que as talas funcionam para descarregar as articulações e, por conseguinte, aliviar a pressão sobre o disco. Esta teoria foi refutada por Kuboki et al[64] e não pode ser explicada anatómica ou fisiologicamente. Os músculos elevadores estão localizados atrás do dente mais posterior e, por isso, asseguram que a articulação estará sempre carregada quando os elevadores entrarem em contacto. A teoria da descarga é provavelmente usada para proteger a validade de desenhos de talas que são ineficazes em sua função teorizada. Tais talas abrem a dimensão vertical e descomprimem minimamente a cabeça do côndilo quando não estão em carga para reduzir as pressões teciduais superiores. Eles também podem aumentar a carga da articulação temporomandibular que resulta de uma maior eficiência muscular máxima.

As talas não previnem o bruxismo: equilibram a distribuição da força por todo o sistema mastigatório. Podem diminuir a frequência mas não a intensidade dos episódios de bruxismo. As talas também não curam os pacientes; dão-lhes a oportunidade de se curarem a si próprios. O doente não paga apenas pelo fabrico de uma tala, mas também pelos cuidados, competência e discernimento do profissional cujo objetivo é permitir a cura através de uma conceção, monitorização e ajuste adequados.

ALEGAÇÕES NÃO FUNDAMENTADAS SOBRE A TERAPIA COM TALAS OCLUSAIS[30]

Uma variedade de afirmações sem fundamento tem sido atribuída ao uso de talas oclusais. Alguns pacientes respondem à terapia com talas com remissões inexplicáveis de sintomas aparentemente não relacionados. É difícil saber se tais ocorrências são o resultado de alguma resposta neurológica ou bioquímica que ainda não é compreendida ou se é o resultado de factores psicológicos. Algumas coisas são evidentes: Tais respostas são raras e completamente imprevisíveis. Para além disso, são relatadas mais frequentemente por terapeutas que combinam a terapia com talas com uma forte sugestão de que os sintomas irão desaparecer. Em alguns casos, os métodos não são muito diferentes dos vendedores de óleo de cobra do passado.

Analisar os pedidos inexplicáveis

Se uma alegação terapêutica não tiver uma explicação reconhecível que seja consistente com factos biológicos conhecidos e comprovados, tais alegações são altamente suspeitas, a menos que possam passar três testes de verificação razoável:

1. Os resultados dos testes podem ser repetidos por outros investigadores.

2. Os resultados alegados são verificáveis quando comparados com um grupo de controlo em estudos duplamente cegos

3. É utilizado um protocolo científico adequado para recolher todos os dados e registar os resultados.

Algumas das afirmações sobre a terapia com talas oclusais que não têm uma explicação verificável nem uma fundamentação aceitável são as seguintes

1. "As talas oclusais aumentam a força do utilizador." Não existe nenhuma relação biológica conhecida que provavelmente relacione a posição mandibular com a força total do corpo ou a força de outras unidades anatómicas funcionais. Também não existem quaisquer dados científicos aceitáveis que apoiem tais afirmações. Em numerosos estudos em dupla ocultação, as alegações de aumento da força não foram reproduzíveis quando foi utilizado um protocolo científico adequado na recolha de dados. O mesmo se pode dizer das alegações de aumento da resistência devido ao uso de uma tala oclusal.

2. *"Talas oclusais causam remissão de doenças não relacionadas."* Tem havido numerosas alegações de que a utilização de talas oclusais numa vertical elevada causou a remissão dos sintomas da distrofia muscular. Tais afirmações

não foram verificadas por dados suportáveis. A remissão espontânea de várias doenças pode ocorrer. Se tal remissão ocorrer fortuitamente durante a terapia com talas oclusais, o crédito pode ser atribuído às talas, mas não parece haver qualquer consistência ou previsibilidade em tal tratamento, nem existe, até agora, qualquer teoria explicável que tenha validade científica para dar credibilidade ao conceito.

3. *As talas oclusais podem causar uma "purga dos venenos do sistema".* Tais afirmações foram usadas por alguns dos primeiros pioneiros na terapia com talas oclusais. A sugestão forte foi usada para convencer os pacientes de que mudanças fenomenais no corpo ocorreriam quando o stress dentário fosse eliminado. Os efeitos, reais ou imaginários, estavam provavelmente relacionados com a sugestão hipnótica de clínicos intensamente autoritários. Tais efeitos foram muito provavelmente intensificados pelo alívio efetivo dos espasmos dos músculos mastigatórios, um benefício que poderia ser corretamente atribuído à tala oclusal.

4. *As talas oclusais provocam uma regulação de múltiplas funções corporais:* Alegações de correção de todos os tipos de desequilíbrios biológicos têm sido atribuídas às talas oclusais. Alguns clínicos relataram sucesso na faixa de 90 por cento para corrigir problemas como intestino irritado, comichão no couro cabeludo, dismenorreia e problemas de visão. Não existem dados aceitáveis para apoiar estas conclusões e não são consistentes com as conclusões das autoridades neste domínio.

Os doentes sentem-se melhor se uma tala oclusal resultar na redução da dor dos músculos mastigatórios e pode haver, sem dúvida, respostas autonómicas ao alívio da dor.

O sistema autonómico pode ter um efeito poderoso em muitas funções corporais, mas é uma suposição perigosa sugerir que a terapia com talas irá curar problemas específicos sem que se conheça a relação da doença com outras causas.

Nos meus próprios pacientes, testemunhei alguns efeitos extraordinários que ocorreram quando a oclusão foi corrigida. Em quase todos os casos, o efeito teve lugar num paciente que estava extremamente preocupado com o facto de o desconforto ocluso-muscular ser uma doença mais grave do que era na realidade. Assim, eu esperaria que tanto a causa dos problemas como o alívio dos sintomas fossem o resultado de fenómenos do sistema nervoso autónomo. Aqueles que afirmam que o alívio rotineiro é possível através da terapia com talas oclusais não consideram a variedade de outros factores causadores de distúrbios que podem estar mais diretamente relacionados do que o sistema mastigatório.

A utilização arbitrária e empírica de talas oclusais como tratamento para problemas que não estão definitivamente relacionados com a deslocação mandibular não é científica. Nesta fase, não parece haver qualquer razão suportável para usar uma tala oclusal na ausência de um diagnóstico específico de um distúrbio oclusal.

1. STENTS PROTÉTICOS COMO AUXILIARES NO TRATAMENTO DA HEMOFILIA - STENTS ANTI-HEMORRÁGICOS[54]

O controlo da hemorragia oral pós-operatória em pacientes hemofílicos é uma preocupação especial para o cirurgião oral. Muitos destes doentes negligenciam os seus dentes devido ao medo de sangrar e, como resultado, necessitam frequentemente de operações cirúrgicas em muitas partes diferentes da cavidade oral. O perigo de hemorragia obriga a que a correção cirúrgica se limite a pequenos procedimentos, o que aumenta o número de operações necessárias.

História:

Foram construídas e descritas várias próteses auxiliares. Os stents metálicos foram descritos por Felix[36] . Foram construídos stents rígidos de resina acrílica ou compostos de modelagem, revestidos com um agente hemostático e colocados na boca por períodos que variam de 20 minutos a 5 dias. Os resultados variaram desde aplicações bem-sucedidas[36] até o relato de que o stent era um irritante para a ferida.

Os stents em si não são uma cura para a hemofilia, mas *são um complemento* à terapia completa necessária para o controlo da hemorragia.

Stents elásticos:

Os produtos de resina acrílica variam consideravelmente na sua elasticidade. Esta elasticidade torna possível uma abordagem diferente ao tema das talas. As endopróteses de resina acrílica rígida criam traumas e podem ser um impedimento em vez de uma vantagem para a coagulação e a cicatrização.

Foram utilizadas com sucesso duas resinas relativamente elásticas. A maior parte do stent é construída com uma resina acrílica de cura a quente e uma resina de metacrilato de etilo de cura a frio é utilizada para o revestimento.

TÉCNICA DE CONSTRUÇÃO

As impressões maxilares e mandibulares são efectuadas em hidrocolóide irreversível e os moldes são vertidos em pedra artificial. É feito um registo da relação cêntrica interoclusal em cera e os moldes são montados num articulador sem a utilização de um arco facial. A dimensão vertical da oclusão é aumentada em 1 mm.

Os cortes inferiores não são bloqueados e o enceramento é completado sobre o molde maxilar. A cera tem 1 mm de espessura nas superfícies oclusais dos dentes, enquanto noutras partes varia até 2 mm de espessura. A cera palatina maxilar é estendida a partir da linha gengival 5 a 10 mm em direção ao centro do palato em forma de arco. A distância para a língua varia de acordo com o tamanho da arcada dentária superior. Os flanges labiais e linguais são formados em toda a extensão da prega mucobucal, distalmente às tuberosidades que preenchem os entalhes pterigomaxilares. São efectuadas impressões superficiais dos dentes inferiores na superfície oclusal da tala de cera.

Os procedimentos de enchimento e embalagem são semelhantes aos utilizados para qualquer resina de cura pelo calor. No entanto, o tempo de cura deve ser controlado a 165^0 F durante 8 horas.

É utilizada uma resina de metacrilato de etilo de cura térmica com propriedades de resistência controladas numa proporção de 2,5:1. As variações no rácio alteram o grau de resiliência. Este rácio é um aumento em relação à mistura normalmente recomendada pelo fabricante para utilização como proteção bucal.

Após a conclusão dos períodos de cura e de arrefecimento, a remoção de frascos é efectuada da forma habitual, exceto no que diz respeito à remoção do stent curado do molde. Este procedimento é simplificado se o molde e o stent forem colocados sob água quente durante alguns minutos, após o que o stent pode ser cuidadosamente retirado do molde. O excesso de flash é removido e os procedimentos de acabamento final e grosseiro são concluídos com aparadores de resina acrílica, brocas, pedra-pomes e agentes de polimento.

O stent é inserido e usado pelo doente durante vários dias para testar a existência de traumatismo. O stent é preparado para a inserção final por esterilização em solução aquosa de cloreto de benzalcónio 1:1.000.

Imediatamente após a conclusão dos procedimentos cirúrgicos orais, uma resina macia de metacrilato de etilo de cura a frio é colocada no stent sobre a região operada, e o stent é inserido na boca. Após 1 minuto, o stent é retirado e o excesso de resina macia é removido. A gelatina parcialmente desnaturada e a trombina são colocadas no alvéolo, e o stent é recolocado na boca e deixado permanecer durante um período de 5 a 7 dias. Uma vez que os stents são utilizados em várias operações, o stent tem de ser revestido novamente em cada novo local operatório e colocado firmemente na sua posição. Os stents que não são colocados corretamente ficam soltos, tal como os que são demasiado flexíveis.

2. DISPOSITIVO DE ABERTURA DINÂMICA PARA TRISMO MANDIBULAR (DYNAMICBITE OPENER, TRISMUS STENT[17].

Sequelas complicadoras decorrentes de infecções e inflamações da cavidade oral e estruturas adjacentes podem causar trismo, rigidez muscular e anquilose parcial. Essas limitações físicas da abertura mandibular podem impedir a realização de procedimentos iniciais de tratamento. O eventual acesso à cavidade oral é imperativo para que tais situações sejam resolvidas de forma satisfatória.

O emprego de procedimentos correctivos de "abertura forçada" na mandíbula pode ter consequências graves e dolorosas. A dor criada por uma técnica de abertura forçada requer geralmente uma anestesia geral, o que por si só é uma tarefa perigosa, uma vez que a mandíbula imóvel torna necessária uma entubação nasal cega. Uma resolução gradual e menos incómoda do problema pode ser obtida através da utilização de um dispositivo de abertura dinâmica. Este dispositivo permite uma pressão firme e constante durante um período prolongado, o que proporciona uma melhoria significativa.

Uma limitação da abertura mandibular por vezes impede a realização de moldagens com moldeiras convencionais. O dentista deve usar uma placa fina e plana como moldeira e deve registar apenas 2 a 3 mm da superfície oclusal dos dentes com uma camada fina de material de moldagem. Os moldes feitos com estas moldagens permitem um contorno oclusal suficiente para fabricar um stent de resina acrílica que será estável nos dentes e suficientemente fino para ser inserido na abertura limitada (Fig. 24)

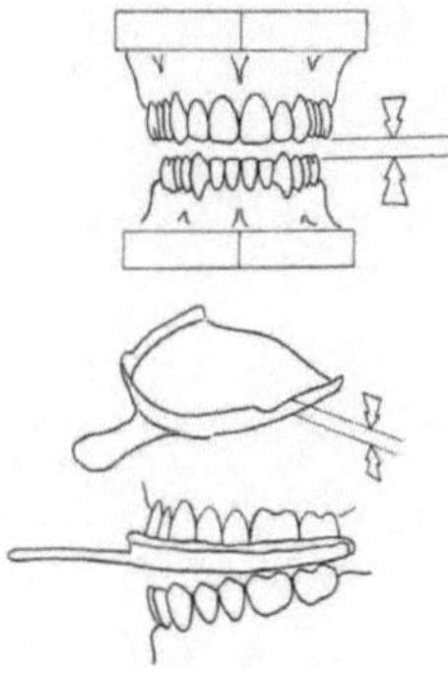

O grau limitado de abertura da mandíbula restringe as dimensões da moldeira de impressão. A impressão é frequentemente limitada a um registo das superfícies oclusais dos dentes (fig. 24).

O abridor de mordida dinâmico é uma tala de Kingsley modificada, que é uma combinação de talas oclusais maxilares e mandibulares com hastes metálicas que se estendem das comissuras para permitir que bandas elásticas apliquem uma força de abertura.

CONSTRUÇÃO DO DISPOSITIVO DE ABERTURA:

A pressão exercida pelo dispositivo de abertura dinâmica é aplicada através de dois stents oclusais fixados nas arcadas dentárias maxilar e mandibular. As endopróteses consistem em duas placas metálicas perfuradas fixadas com duas hastes de aço de 16" de calibre 10 e uma pastilha de resina acrílica que se encaixa nas superfícies oclusais dos dentes. A matriz de resina acrílica é colocada na mesma superfície que as hastes de aço fixadas e é retida na placa pela resina que extrude através das perfurações (Fig. 25). Os stents são reduzidos a uma espessura que permita a sua colocação na boca. Muitas vezes, o grau de abertura dificulta a colocação inicial de ambos os stents, e as lâminas da língua servem como calços para obter folga suficiente na região posterior.

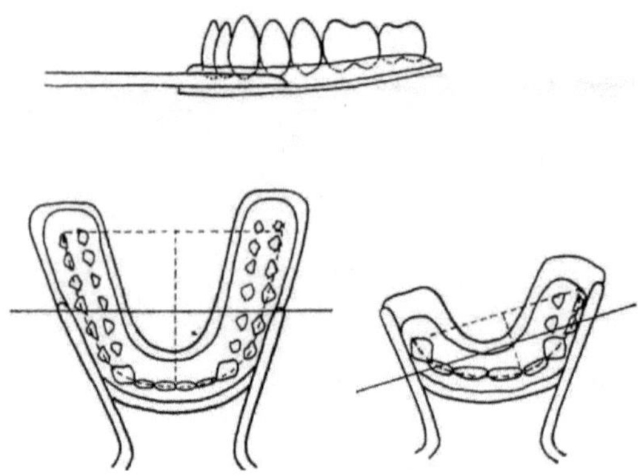

As hastes e os índices de resina acrílica são fixados às placas metálicas efectuadas. Os eixos de fulcro para uma arcada dentária completamente desdentada e para uma arcada dentária parcialmente desdentada são indicados pela linha sólida (fig. 25).

APLICAÇÃO DE FORÇA

Para estabelecer a estabilidade, a aplicação de força deve ser feita sobre um fulcro, que passa pelo segmento médio de suporte do stent. A força gerada por um dispositivo de abertura deve ser aplicada através de um eixo de fulcro na região bicúspide, quando um conjunto completo de dentes naturais está presente.

Quando apenas alguns dentes naturais são remanescentes (por exemplo, incisivos e um bicúspide), a dimensão anteroposterior do segmento é reduzida. A estabilidade de um stent numa superfície de suporte reduzida depende do alinhamento do eixo do fulcro. O eixo pode ser estabelecido pela aplicação de todas as forças de carga ao longo de uma linha traçada paralelamente à corda da arcada dentária e passando pelo ponto médio de uma perpendicular bissetriz da corda (Fig.25).

CONTORNO DAS HASTES

As hastes do dispositivo de abertura devem ter dimensões estreitas à medida que passam pelos lábios, para não esticarem as comissuras da boca. A haste mandibular está posicionada ao longo de uma linha de meia polegada para o interior da superfície lateral das bochechas e paralela ao plano oclusal. As hastes maxilares são contornadas num alinhamento semelhante, mas estendem-se meio centímetro mais para vestibular do que as hastes mandibulares. A haste mandibular é cravada num entalhe, que está verticalmente alinhado com o eixo de fulcro da arcada dentária para permitir a fixação de elásticos. A posição do entalhe é fundamental para direcionar a tensão gerada pelo dispositivo. A haste maxilar é formada por um ângulo agudo, que posiciona o seu entalhe diretamente abaixo dos entalhes da haste mandibular. É colocado um entalhe posterior adicional na haste mandibular para criar uma aplicação de força adicional para baixo e para a frente no stent mandibular (Fig. 26).

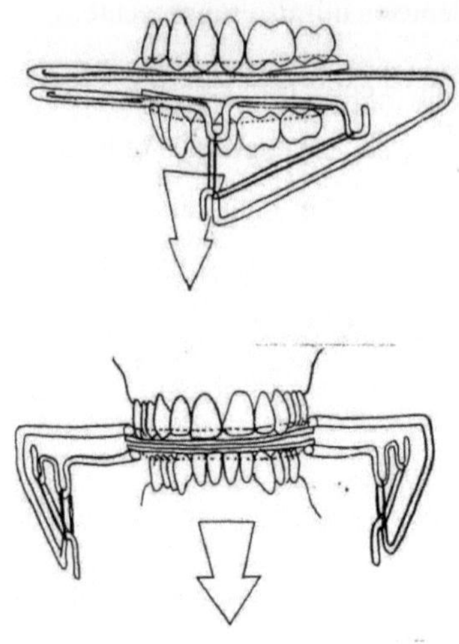

Vistas frontal e lateral do dispositivo de abertura dinâmica, indicando a direção das forças geradas pelo elástico (fig. 26)

A força aplicada pode ser alterada pelo número e tamanho dos elásticos ou pelo aumento do ângulo da haste maxilar. Um aumento no ângulo dá uma distância maior e, por sua vez, maior tensão aos elásticos. No entanto, os entalhes nas hastes maxilar e mandibular devem ser sempre mantidos em alinhamento vertical (fig. 27).

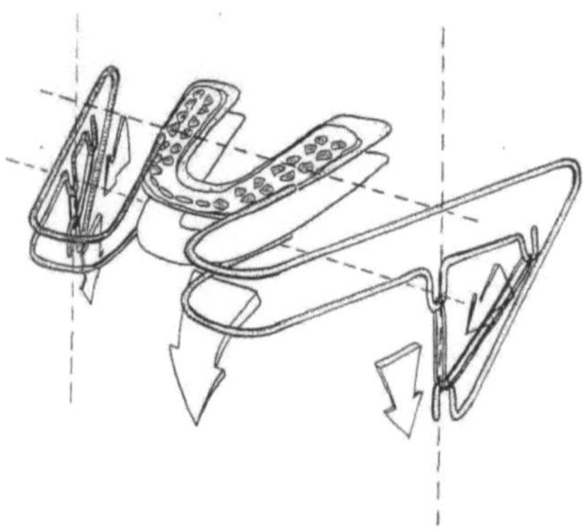

O alinhamento das forças elásticas verticais com os eixos de fulcro das placas do arco produz uma força de abertura resultante como indicado pelas setas (fg.27).

UTILIZAÇÃO DO DISPOSITIVO DE ABERTURA

O dispositivo de abertura deve ser usado com períodos de repouso intermitentes para evitar irritação excessiva por tensão prolongada. Deve ser evitada a aplicação excessiva de força. É fornecida ao doente uma explicação completa da função do dispositivo e este é encorajado a utilizar o conjunto tantas vezes quantas as toleradas.

3.STENTS DE DESCOMPRESSÃO[16] .

A descompressão de quistos maxilares de grandes dimensões oferece várias vantagens em relação à remoção cirúrgica imediata. Quando a pressão do fluido cístico é aliviada pela drenagem, o osso regenera-se à volta da periferia do quisto e faz com que a cavidade cística se torne mais pequena. Os stents são utilizados quando os dentes envolvidos não podem ser salvos por apicoectomia. Podem existir ***três métodos*** de descompressão de quistos maxilares de grandes dimensões através da utilização de stents.

1. Stent de prótese parcial removível imediata (para um quisto periapical)

Uma prótese parcial removível imediata é fabricada antes da cirurgia. Todos os dentes com polpas não vitais são removidos sob anestesia local. O osso interseptal e uma porção da parede do quisto entre os incisivos centrais e laterais são removidos. A lesão é injectada com Lipiodol e são efectuados estudos radiográficos para determinar a localização exacta e a extensão da lesão.

É feita uma impressão em cera do orifício cístico em relação à prótese. São feitas talas no lado do tecido da prótese parcial, que relacionam a impressão de cera com a prótese parcial. É feito um tubo de resina acrílica em duas metades separadas, processado, polido no interior e unido com resina acrílica de cura a frio. O exterior do tubo é polido e o stent é então fixado à prótese (Fig. 28).

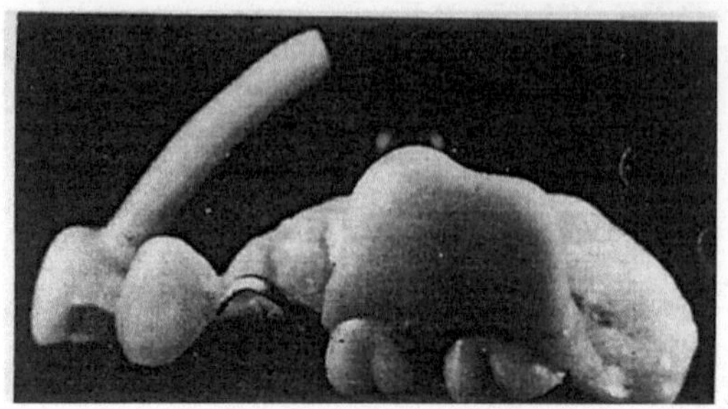

Fig.28

Em intervalos regulares, o comprimento do tubo é determinado em relação à cavidade cística, colocando um fio no interior do tubo e efectuando um roentgenograma com a restauração colocada na boca. O tubo é encurtado de acordo com a sua relação com a extremidade da cavidade cística. Este procedimento é continuado durante cerca de 18 meses até que a cavidade quística seja suficientemente pequena e facilmente acessível para ser removida cirurgicamente. Este stent é usado durante mais tempo do que o habitual, uma vez que o quisto médio requer cerca de 12 meses para descompressão.

2. *Stent para prótese completa*

O tamanho e a forma aproximados do quisto são determinados a partir de radiografias e um pedaço de tubo de Plexiglas é moldado com a forma pretendida sobre uma chama de um bico de Bunsen e fixado à prótese com resina acrílica de cura a frio.

São feitos furos no tubo de Plexiglas para permitir que o fluido cístico seja drenado de todas as partes do cisto. O maior orifício é colocado na extremidade do tubo mais próxima da borda posterior do cisto.

Quatro semanas após a inserção do stent de plástico transparente, é fabricada uma prótese superior completa com um stent de drenagem semelhante. O comprimento do tubo é encurtado em intervalos regulares, conforme determinado por radiografias. Doze meses após a inserção da base da prótese de plástico transparente original, a cavidade quística está suficientemente descomprimida para permitir um acesso fácil para remoção cirúrgica sem produzir assimetria facial ou perda excessiva de osso alveolar.

3. *Stent imediato de um dente*

Este método deve por vezes ser utilizado quando uma má oclusão grave impede a construção de uma prótese parcial amovível de tratamento. São efectuadas impressões pré-cirúrgicas e moldes em pedra artificial. O dente envolvido no espaço cístico é cortado do molde de trabalho e é feito um orifício do mesmo tamanho e na mesma posição que a raiz do dente afetado. Um dente de prótese de plástico semelhante ao que vai ser substituído é encerado no molde de trabalho. O fio de ouro, com um diâmetro de 18 gauge, é contornado à volta dos dentes adjacentes e à volta da cera que representa a raiz. Estes fios não atravessam o centro da raiz, mas são contornados à sua volta.

O molde é investido e o molde é preenchido com uma resina acrílica da cor do dente e processado. Após a separação do frasco, é efectuado um furo através do dente de plástico e do centro da raiz de plástico para permitir a drenagem do quisto.

Foram apresentados vários métodos para a construção de stents utilizados no tratamento de quistos maxilares. A situação dentária e a localização do quisto indicam a necessidade específica de um ou de uma combinação de tipos. Todos os stents devem ser removidos diariamente e limpos. Um limpador de pipestem é eficaz na limpeza do tubo.

4. *A MÁSCARA GENGIVAL FLEXÍVEL (STENT PERIODONTAL LABIAL I FACETA GENGIVAL)*[47,67,83].

As doenças periodontais resultam na destruição das estruturas de suporte dos dentes, nomeadamente o osso e o ligamento periodontal. Em muitos casos, há perda da cobertura gengival dos dentes, o que sempre constituiu um problema na gestão prática dos problemas periodontais, uma vez que a perda das papilas gengivais interdentais deixa "triângulos negros" inestéticos entre os dentes.

As técnicas cirúrgicas mucogengivais evoluíram ao ponto de ser possível obter um recobrimento radicular previsível em casos de recessão isolada do tecido marginal gengival devido à desproporção anatómica entre o dente e o osso ou os tecidos moles; por vezes, é possível regenerar o osso que foi destruído por doenças periodontais. No entanto, não existe atualmente nenhum método cirúrgico previsível para corrigir as deformidades estéticas resultantes da perda de inserção periodontal.

Foram feitas tentativas para esconder estas deformações gengivais com **facetas acrílicas** (fig. 29).

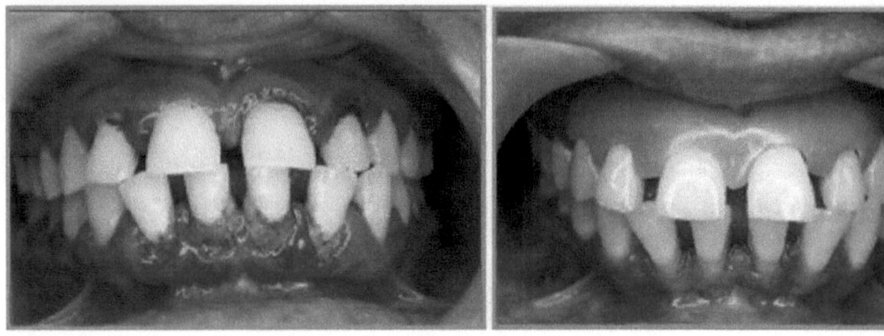

Pré-OperatórioPós-Operatório

Fig.29

Têm ***o inconveniente*** de serem *duros e rígidos,* e *as dificuldades em encaixar o acrílico com precisão* em torno de seis, oito ou dez dentes levam a pequenas lacunas que acumulam detritos fixos, o que pode resultar em cáries ou embaraço social.

A máscara gengival de silicone flexível representa uma melhoria significativa em relação às técnicas anteriores, uma vez que proporciona uma solução estética que é simultaneamente confortável e de adaptação exacta (fig. 30 a&b).

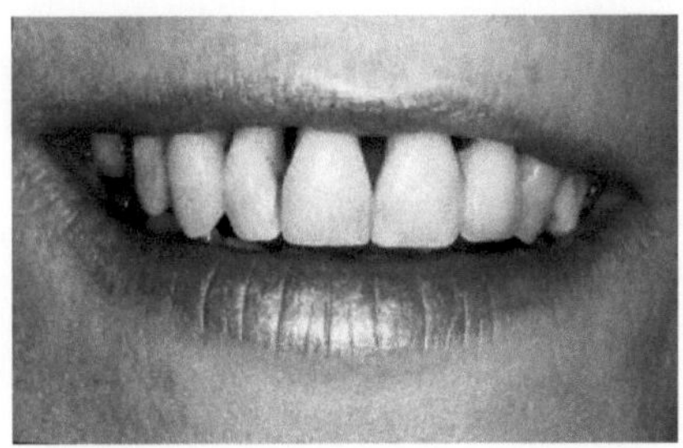

Fig.30a

Perda de papilas interdentais devido a doença periodontal avançada

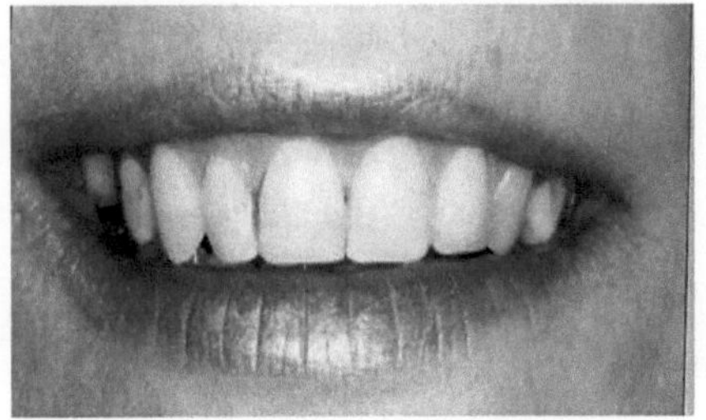

Fig.30b

Defeitos corrigidos pela máscara gengival

É necessária uma *técnica* simples *de moldagem em duas fases* para a construção inicial, normalmente de duas máscaras idênticas, que duram cerca de 12 meses em utilização normal. O molde utilizado para a fase final pode ser retido no laboratório e reutilizado para fornecer mais máscaras repetidas, desde que não tenha havido grandes alterações na parte anterior da boca desde que as impressões foram efectuadas.

As máscaras são muito estáveis durante a alimentação e a fala e praticamente não se registaram problemas.

Indicações:

a) Correção do aspeto inestético.

b) Medida provisória para melhorar a estética das coroas anteriores após cirurgia periodontal.

Contra-indicações:

a) Fraco controlo da placa bacteriana.

b) Saúde periodontal instável.

c) Elevada atividade de cárie.

d) Fumar muito (devido à probabilidade de manchas na superfície).

e) Alergia conhecida aos silicones.

Construção:

Tabuleiro especial

É feita uma moldeira personalizada em acrílico para vestibular num modelo de gesso a partir de uma impressão preliminar em alginato. A moldeira é colocada apenas nas pontas das cúspides vestibulares e nos bordos incisais, estendendo-se para distal até ao limite da máscara, normalmente até às bordas distais dos segundos pré-molares. A moldeira é estendida até ao sulco labial, sem extensão excessiva, para criar um bom selamento periférico na máscara final (fig. 31 a&b).

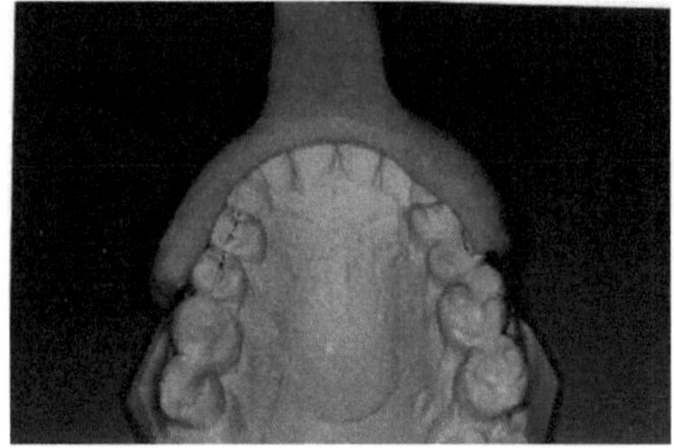

Fig. 31a

A moldeira está localizada nos bordos incisais e nas pontas das cúspides vestibulares

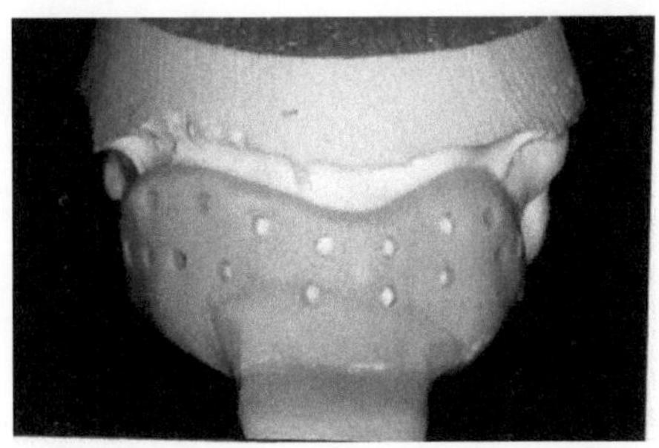

Fig. 31b

Extensão do tabuleiro para o sulco labial sem sobre-extensão

Barreira palatal

O objetivo da moldagem é capturar os espaços interdentários de modo a que a máscara de silicone preencha os espaços, excluindo o ar para evitar a ceceio e ajudar na retenção. Para evitar que o material de moldagem saia dos aspectos palatinos dos espaços interdentários, mistura-se uma massa de silicone e molda-se nos aspectos palatinos ou linguais dos dentes a tratar para formar uma parede ou barreira para cada espaço interdentário (fig.32). Depois de endurecer, esta barreira é aparada de modo a que a massa apenas forme uma barreira nos aspectos linguais ou palatinos de cada embrasure, mas não invada o espaço interdentário propriamente dito. Isto evitará que o material de impressão de borracha escape para palatino; se tal acontecer, pode rasgar-se ao ser removido da boca, o que pode exigir uma nova impressão.

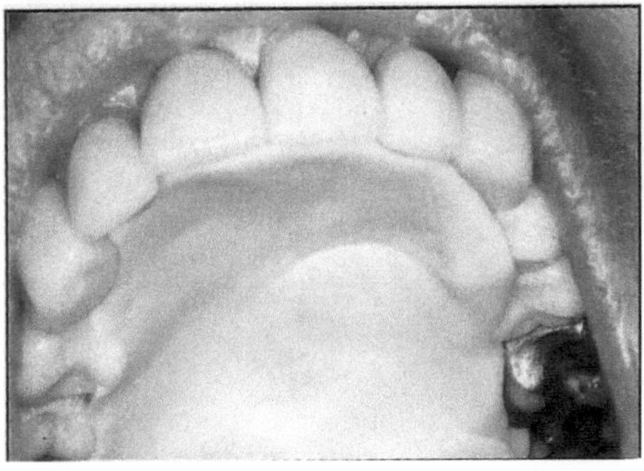

Barreira palatina em massa de silicone

Fig.32

Impressão:

A moldeira personalizada é experimentada na boca e ajustada, se necessário. É aconselhável praticar a inserção várias vezes, para que a moldeira possa assentar completamente nos seus pontos de localização nos bordos incisais e nas pontas das cúspides vestibulares. Isto é obviamente mais difícil quando a moldeira está carregada com material de impressão.

A impressão é efectuada com um material de impressão de borracha com elevada resistência ao rasgamento, como o Impregum. O material é introduzido em cada espaço interdentário com uma seringa e a moldeira é carregada da forma habitual. A moldeira é cuidadosamente colocada no espaço e a impressão é deixada assentar.

Após o assentamento, a moldeira é cuidadosamente removida da boca, tendo muito cuidado para não rasgar as etiquetas interdentárias que representam espaços de embrasura (fig. 33). A impressão pode ser enviada para o laboratório para o processamento da restauração.

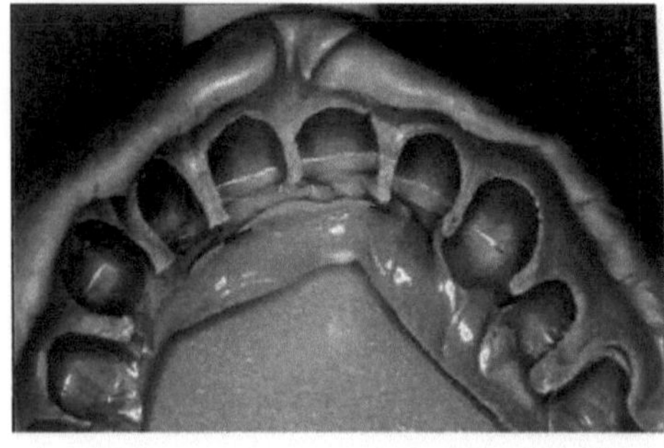

fig.33

Processamento:

Os fabricantes do material produzem um manual de técnica muito completo, que orienta o técnico através das fases laboratoriais do fabrico. O cumprimento dos pormenores da técnica laboratorial é importante para o sucesso desta restauração.

É útil que o médico possa desenhar a extensão proposta para a máscara no modelo preliminar, uma vez que a linha do lábio do doente só pode ser avaliada durante a cirurgia. O modelo de trabalho é feito em pedra dura e a máscara é encerada exatamente como deve aparecer. A superfície da máscara recebe o seu aspeto e caraterização finais nesta fase, uma vez que, depois de o material ter sido processado, o contorno e o polimento deixam de ser possíveis (fig. 34).

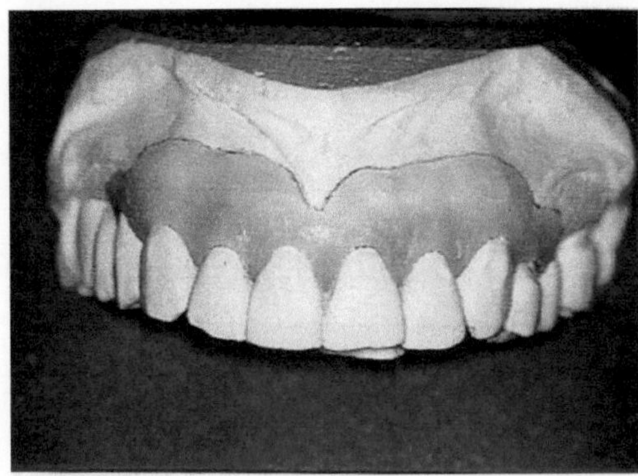

A máscara é encerada exatamente como deve aparecer

fg.34

Após o enceramento, o modelo é aparado com um aparador de modelos e uma faca de gesso para remover os dentes até às margens da cera, de modo a eliminar os cortes inferiores ***(fig. 35).***

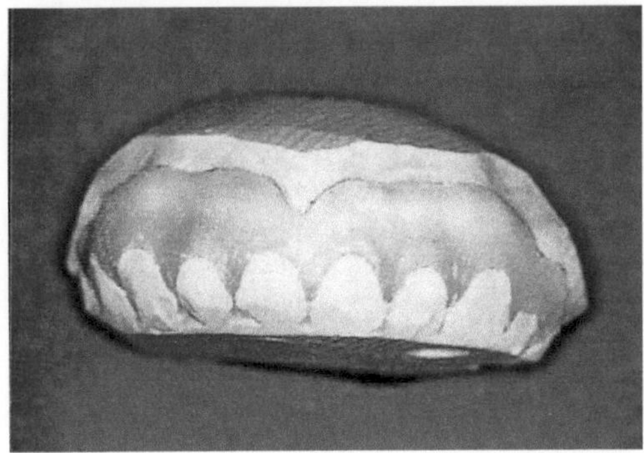

O modelo é cortado para eliminar os cortes inferiores

Fig.35

O modelo é então embutido na metade rasa do frasco usando gesso branco e cortado quase na vertical, mais uma vez para evitar cortes inferiores. O reverso é formado em pedra amarela para permitir a alta pressão (50bar/70 psi) no fecho (fig.36).

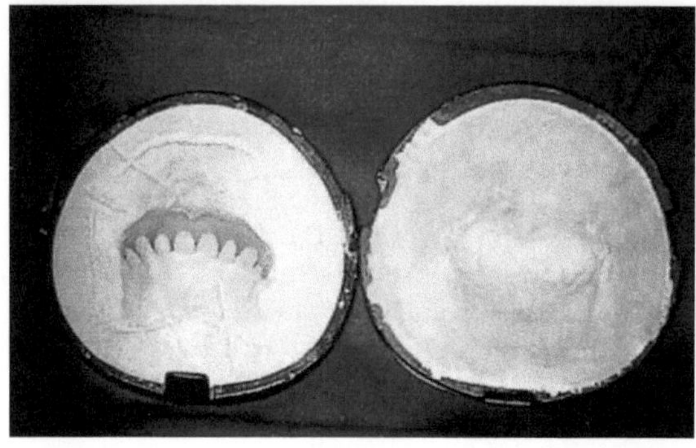

Fig.36

A máscara encerada e embutida em gesso branco com reverso em pedra amarela em resistência à alta pressão de embalagem

A cera pode então ser fervida e, enquanto ainda quente, é aplicado um meio de separação em duas camadas, com três minutos de intervalo. Aguarda-se, então, pelo menos quatro horas para arrefecer e endurecer antes de o material de silicone (Gingivamoll) ser embalado por fases, tal como descrito no manual técnico que acompanha o kit. O material flui sob pressão, mas não tão rapidamente como a massa acrílica, pelo que, nesta fase, é necessário ter paciência e cuidado no laboratório. Quando o frasco é finalmente fechado, é aquecido a uma temperatura de 15O° C durante duas horas e mantido durante 30 minutos. Isto requer um calor seco, mesmo com um controlo preciso da temperatura.

Estão disponíveis duas cores de base transparentes e uma opaca, bem como duas cores para caraterização e um verniz protetor. A máscara pode ser colorida utilizando os pigmentos fornecidos com o kit, após o que é aplicada uma laca protetora e seca num forno durante 10 minutos a 115° C.

A construção de uma guia de cor, embora tecnicamente possível, não foi considerada necessária porque a máscara cobre todos os dentes visíveis, pelo que não é necessária a correspondência de cor com a cor gengival do próprio doente.

No final da cura, a máscara é cuidadosamente retirada do frasco e aparada com uma lâmina de bisturi nova e afiada e uma tesoura afiada. Nesta fase, é necessário ter cuidado para evitar rasgar o material. Finalmente, a máscara pode ser colorida e aplicada uma camada de verniz protetor antes de ser entregue ao doente. A máscara não é devolvida ao modelo, pois isso pode danificar o corte inferior interdentalmente.

Inserção:

A máscara é experimentada na boca e, se necessário, é ligeiramente aparada para remover o excesso de material que pode ter resultado de uma impressão demasiado exacta. Normalmente, são feitas duas máscaras a partir da mesma impressão e ambas são verificadas para garantir um ajuste exato. É mostrado ao doente como colocar e retirar as máscaras e são-lhe dadas instruções impressas sobre a utilização e manutenção das máscaras.

Manutenção:

O paciente é instruído a utilizar as duas máscaras em dias alternados, de modo a que as alterações graduais que inevitavelmente ocorrem numa restauração deste tipo ocorram igualmente em ambas as máscaras. As máscaras são verificadas regularmente, em cada consulta de revisão, com particular interesse no controlo da placa bacteriana e na limpeza.

O fumo e o consumo frequente de chá, café e vinho são desaconselhados, uma vez que aceleram a descoloração. A máscara deve ser cuidadosamente limpa uma vez por dia, enxaguando-a numa solução de detergente suave, por exemplo, detergentes para a loiça, e escovando suavemente cada lado da máscara.

A importância do controlo persistente da placa bacteriana na prevenção contínua da cárie e da doença periodontal é novamente enfatizada nesta fase.

Podem ser feitas máscaras duplicadas com base nos moldes originais, que são conservados no laboratório para um máximo de duas "repetições". São efectuadas novas impressões quando é necessária uma nova substituição.

Vantagens:

1. Pode ser pintada para obter uma estética óptima.

2. Não se rasga facilmente.

3. Confortável para o paciente.

4. Estável durante a alimentação e a fala.

Desvantagens:

1. Necessidade de reconstrução em 1 ano

Foram obtidos resultados estéticos dramáticos com a máscara gengival de silicone flexível (fig. 37), que pode ser utilizada para corrigir deformidades remanescentes após o controlo da inflamação periodontal destrutiva. A máscara de silicone também pode ser utilizada como uma medida provisória para melhorar o aspeto das coroas anteriores após a terapia periodontal inicial, para dar tempo à cicatrização e ao estabelecimento da estabilidade periodontal e do prognóstico.

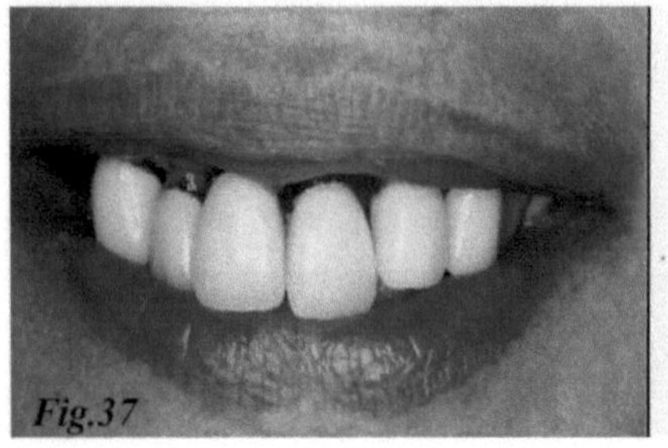

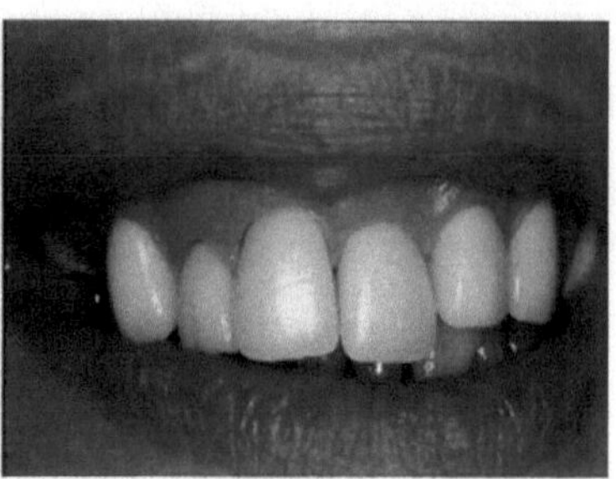

Fig.37

Deformidade estética grave devido a doença periodontal

São possíveis melhorias drásticas

5. STENT DE DRENAGEM[2191] .

Embora o sucesso da terapia endodôntica dependa de uma série de critérios bastante exigentes, uma condição, que é frequentemente negligenciada, é a drenagem adequada. O objetivo de um stent de drenagem é permitir a saída de sangue ou de outros fluidos.

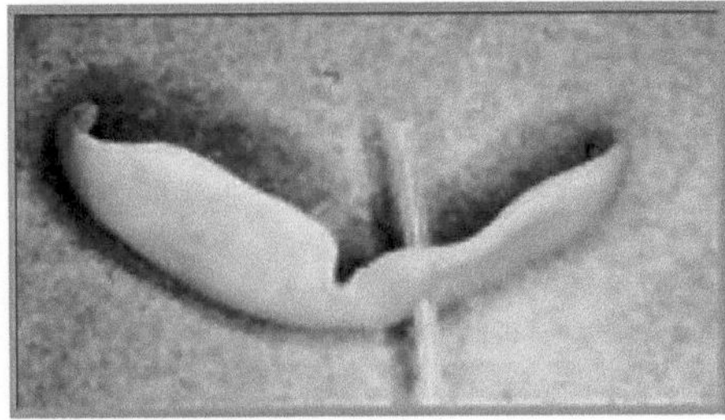

Fig. 38

Técnica de construção:

É efectuada uma impressão do maxilar e a fístula é reproduzida no molde de gesso. Um tubo de polietileno de calibre 15 é inserido no orifício e o aspeto labial do molde é coberto com duas camadas de cera de placa de base processada com metacrilato de metilo, curada à volta dos tubos de polietileno e polida (Fig. 38). Este tipo de stent de drenagem pode ser construído numa prótese parcial ou total removível pré-existente, modificando a prótese na área apropriada para facilitar a fixação do tubo de drenagem.

6. STENTS PEDODÔNTICOS[21]

Os dentes não irrompidos são descobertos cirurgicamente para estimular a erupção. A partir da impressão da arcada é efectuado o molde em gesso. Um stent de metacrilato de metilo é inserido na boca para evitar a cicatrização do tecido descoberto e para facilitar a erupção do dente impactado.

Nas crianças, os incisivos centrais permanentes são frequentemente arrancados ou luxados por uma queda súbita ou outro acidente. O tratamento principal é o reposicionamento imediato e a imobilização no local, juntamente com a recomendação de que os pacientes evitem mastigar ou exercer outras pressões sobre os dentes envolvidos.

7. STENTS INTRA-ORAIS PARA DEFICIENTES FÍSICOS [101121]

Este stent interoclusal foi concebido para ajudar o paciente a beber e a sugar alimentos. Os moldes de estudo são feitos e montados no articulador, utilizando uma mordida de cera como guia. O tubo de polietileno de ¼ de polegada é fixado com cera no centro entre os incisivos centrais. O tubo é cortado com 12 polegadas de comprimento para permitir o ajuste e a liberdade do paciente durante a utilização.

APARELHOS DE MANIPULAÇÃO PARA TETRAPLÉGICOS/ STENT PARA DACTILOGRAFIA, ESCRITA OU PINTURA

Os indivíduos que sofreram uma lesão grave da medula espinal na zona cervical podem ficar tetraplégicos. As sequelas da perda do uso das extremidades, nomeadamente das mãos e dos braços, exigem um processo de reabilitação que permita compensar as funções da cabeça e do pescoço através de próteses auxiliares. Os dispositivos intra-extra-orais fabricados para um paciente, que lhe permitem realizar certos procedimentos construtivos tangíveis, aumentam a sua moral e motivação, reduzindo assim as tendências para a existência vegetativa.

Um aparelho funciona com o movimento de excursão vertical da mandíbula, fazendo com que os seus dedos - ou extensões longas - se juntem e agarrem um objeto. Outros são agarrados entre os dentes, e os movimentos da cabeça e do pescoço activam a parte que efectua o aparelho.

DESENHO

Dispositivo de agarrar (Fig.39)

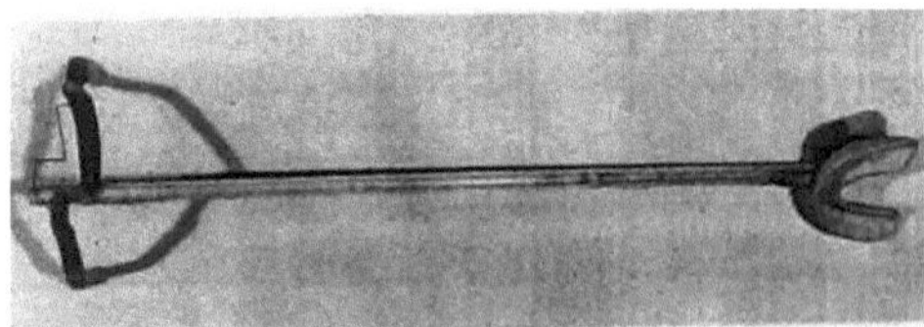

Fig.39

A parte intra-oral consiste numa tala ou bocal maxilar de plástico feito à medida (Fig. 40), e uma folha de plástico mandibular de espessura adequada (para evitar a flexão sob força de mordida) (Fig. 41). A tala é fixada rigidamente a um tubo de plástico, enquanto a porção mandibular, com um contorno que se aproxima do arco mandibular apropriado, é fixada rigidamente a uma haste de plástico com um calibre semelhante ao diâmetro interno do tubo. A haste encaixa-se e é mais comprida do que o tubo em ambas as extremidades para permitir a fixação dos auxiliares. O tubo e a haste devem ter um comprimento adequado para que a visão binocular do doente não seja afetada.

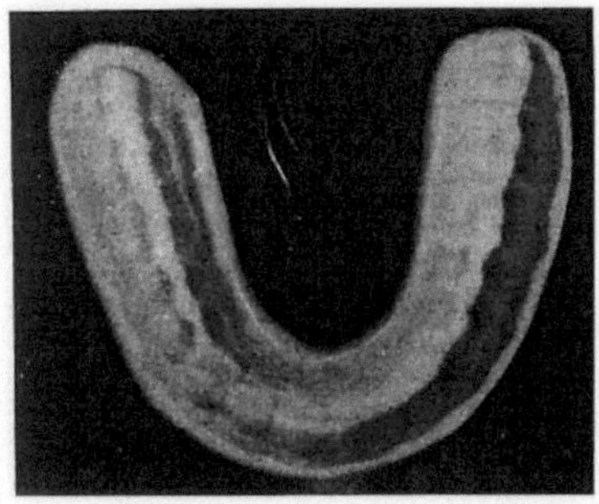

Fig.40

A boquilha maxilar do dispositivo de preensão

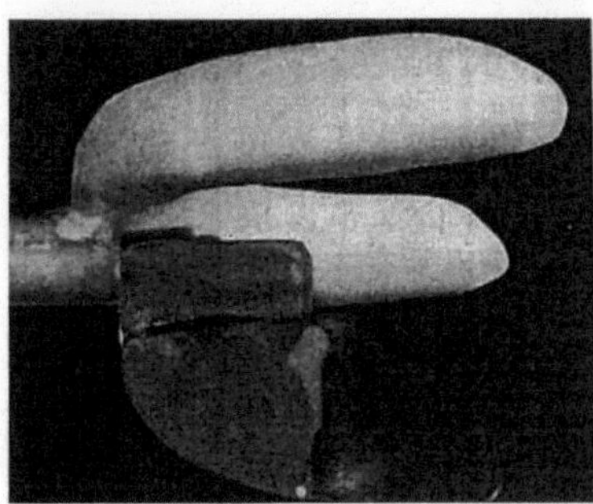

Fig.41

A placa mandibular do dispositivo de preensão

Na extremidade extra-oral do tubo e da haste, são fixadas rigidamente "garras" ou "dedos" de plástico, fabricados a partir de cabos de escova de dentes termoplásticos (para facilitar o recontorno), por exemplo. A extremidade exposta da haste permite a fixação de um dos dedos. Ambos os cabos da escova de dentes são aquecidos e remodelados de forma a tornarem-se convexos para o exterior e para que as extremidades fiquem em contacto. Adjacente à extremidade aberta do tubo, a haste tem uma adição circunferencial de plástico de fixação rápida para atuar como um batente e, assim, manter a posição relativa da haste em relação ao tubo, o que, por sua vez, manterá a relação de funcionamento dos dedos entre si. Um fio de mola de aço inoxidável de calibre estreito é dobrado de forma a duplicar a ação de um alfinete de segurança. Cada extremidade livre deste fio está ligada a uma área de retenção em cada dedo.

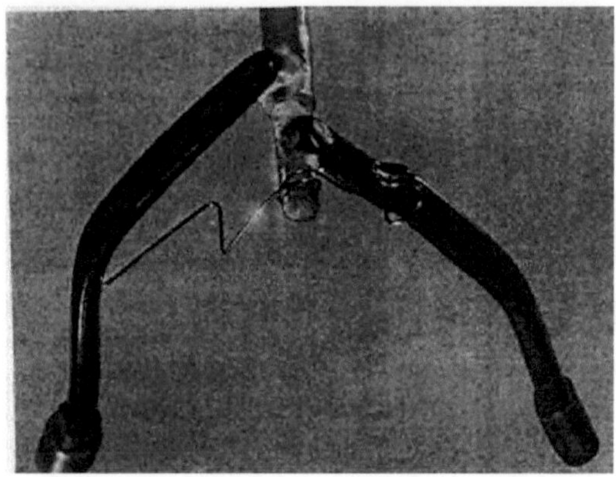

Os dedos e a mola do dispositivo de preensão fig.42

As extremidades soltas deste último têm um tubo de borracha colocado sobre elas para evitar o deslizamento dos objectos quando são apanhados. O arame mantém os dedos afastados; a mordedura aproxima-os.

Varinhas - Uma varinha é fixada a uma boquilha auxiliar com um índice dentário mandibular (oclusão cêntrica) na sua superfície inferior - uma com uma haste sólida com uma ponta de borracha que pode ser utilizada com uma máquina de escrever eléctrica e a outra com um tubo metálico (alumínio) de extremidade aberta que pode acomodar uma esferográfica, um pincel, etc. (Fig. 43 e 44).

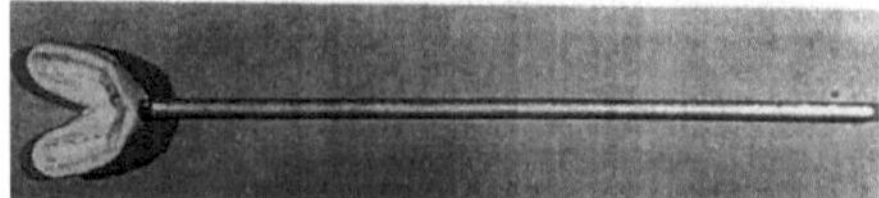

Fig.43

A varinha com um tubo de alumínio.

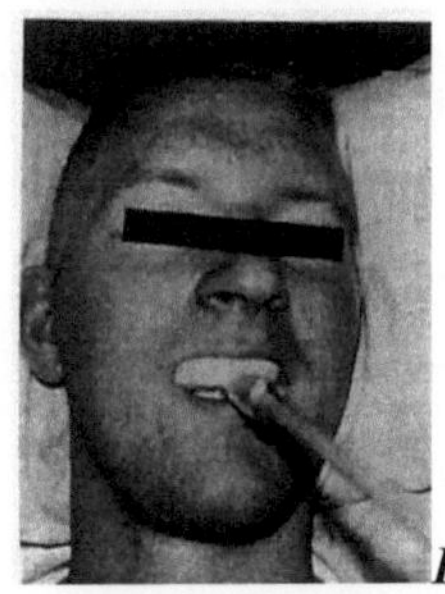

Fig.44

A varinha na posição de funcionamento.

8. STENT PARA UTILIZAÇÃO NO AVANÇO DA MEMBRANA DO MÚSCULO OU NA PROTECÇÃO DO ENXERTO DE PELE: "217497

O problema da construção de uma prótese mandibular funcional num rebordo alveolar gravemente atrofiado é um problema com o qual todos os protésicos estão familiarizados. As técnicas cirúrgicas de rebaixamento do pavimento da boca em conjunto com um enxerto de pele de espessura parcial podem, em grande medida, aliviar este problema. Assim, muitos indivíduos podem ser reabilitados para permitir o uso aceitável de próteses completas convencionais.

Muitos prostodontistas concordam que a estabilidade e a retenção de uma prótese completa estão diretamente relacionadas com a área de superfície coberta. Se a mandíbula edêntula for atrófica e se a fixação dos músculos e tecidos moles se aproximar da crista da crista mandibular, então as extensões dos flanges da prótese para os sulcos são limitadas. A utilização de um enxerto de pele de espessura parcial para alargar a base de uma prótese numa mandíbula atrófica está bem documentada.

Para o procedimento cirúrgico, é necessária uma prótese para manter o enxerto de pele de espessura parcial em estreita aproximação com o periósteo durante a cicatrização inicial. Sem um contacto íntimo, pode formar-se um hematoma entre a pele e o periósteo, e o enxerto não adere ao periósteo e ao osso subjacentes.

JUSTIFICAÇÃO PARA A SUA UTILIZAÇÃO

A Fig. 45 mostra uma secção transversal do corpo anterior da mandíbula com osso adequado, mas com base de prótese insuficiente. Esta vista é representativa do doente antes do procedimento cirúrgico. Após a cirurgia, o aspeto facial da base da prótese e o pavimento da boca serão rebaixados para proporcionar uma maior profundidade na qual a flange da prótese pode ser colocada.

O resultado pós-cirúrgico para o corpo anterior da mandíbula fornece uma espessura dividida imóvel de pele enxertada no periósteo subjacente (Fig. 46). A prótese pode então ser fabricada para cobrir todo o enxerto, resultando numa maior estabilidade associada a (1) maior superfície de contacto, (2) extensão do rebordo da prótese para uma região não móvel, (3) uma superfície de tecido texturizado que reduz a "derrapagem" da prótese, e (4) uma barreira para evitar a reinserção do músculo e a proliferação de tecido conjuntivo que poderia resultar na perda pós-cirúrgica da profundidade vestibular, como se observa noutros procedimentos de aprofundamento vestibular.

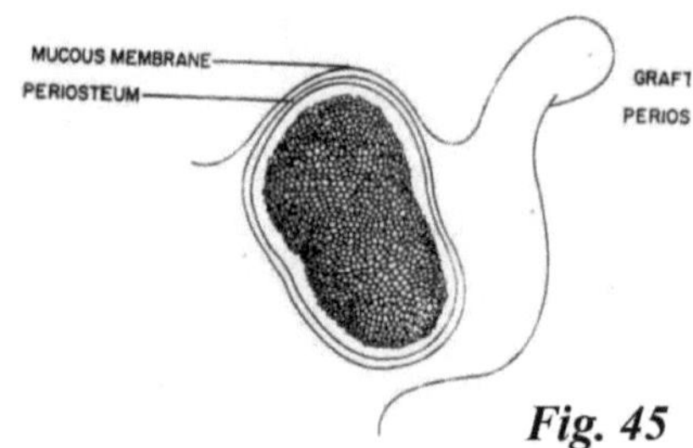

Fig. 45

Mandíbula pré-cirúrgica na região anterior (Secção transversal)

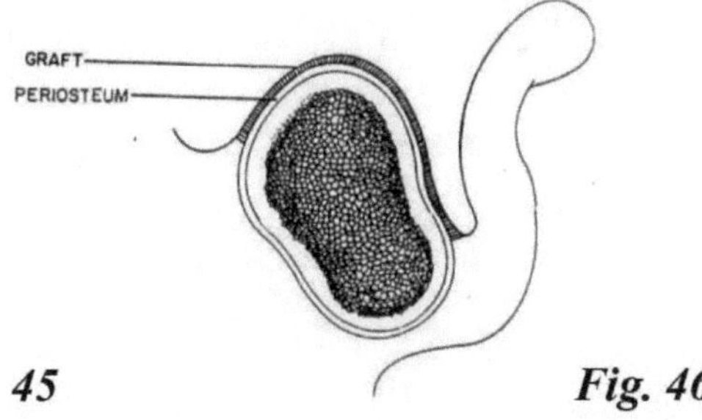

45 *Fig. 46*

Enxerto de pele pós-cirúrgico de espessura parcial na parte anterior da mandíbula (Secção transversal)

PROCEDIMENTO

Efetuar uma moldagem com extensão excessiva (Fig. 47 e 48). O composto de modelação vermelho é utilizado numa bandeja metálica para desdentados para forçar ou distender o tecido. O composto de modelação também pode ser reaquecido para obter extensão. Isto não é possível com outros materiais de moldagem. Os contornos da mandíbula e as regiões de tecido hiperplásico são palpados e registados. As radiografias são utilizadas para ajudar a determinar os contornos mandibulares.

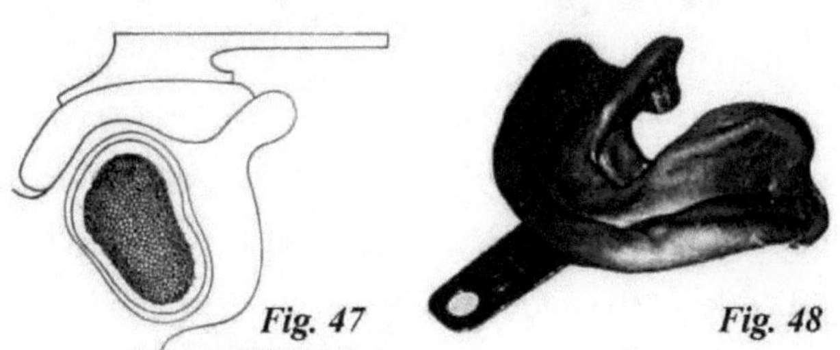

Fig. 47 *Fig. 48*

Uma impressão de composto de modelação demasiado prolongada

É aplicado um molde de pedra artificial na impressão demasiado alargada. A forma pretendida para a base do stent é delineada no molde (Fig. 49), tendo em conta os contornos mandibulares. A redução máxima é efectuada no vestíbulo facial anterior entre o frénulo labial e a frena bucal direita e esquerda.

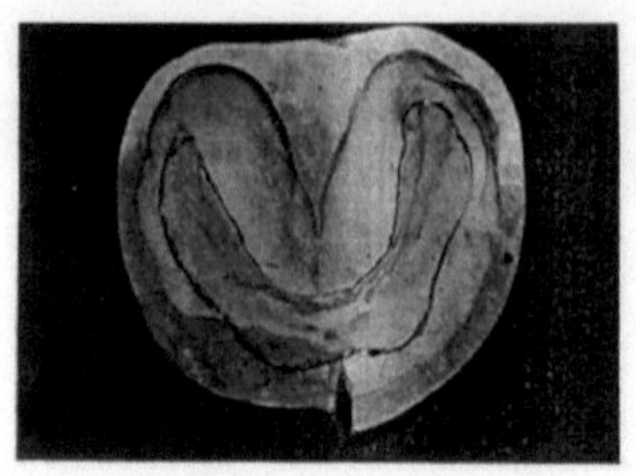

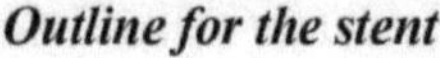

Outline for the stent

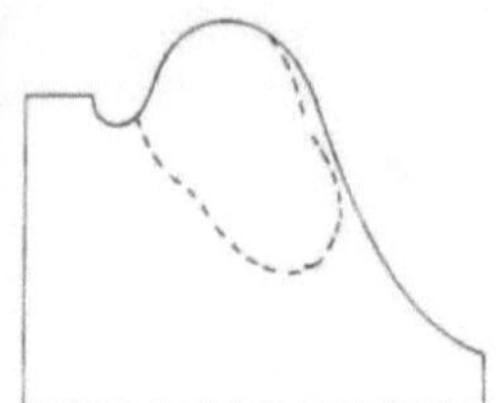

Reduced stone cast (Cross section)

Fig. 49

Para evitar a queda do tecido do queixo, deve ter-se o cuidado de não baixar excessivamente o vestíbulo na linha média. Distal à irena vestibular, a crista oblíqua externa é utilizada como ponto de referência para a extensão lateral do enxerto e do stent. A quantidade máxima de sobreextensão que pode ser conseguida pela impressão composta de modelação determina o contorno do molde no aspeto lingual. Não é feita qualquer tentativa de recontornar o molde nesta área. Por conseguinte, a extensão lingual do stent é determinada pelo molde.

O stent é fabricado de acordo com os contornos do molde reduzido. O stent pode ser fabricado em resina acrílica de polimerização a frio ou a quente e deve ser denso e não poroso. Dependendo dos desejos do cirurgião e do protésico, pode ser embutida uma pequena pega de arame na secção anterior do stent para facilitar a manipulação. As luvas de borracha molhadas e a resina acrílica molhada podem dificultar o manuseamento do stent durante a operação. A pega deve ser feita de arame resistente à corrosão para evitar a oxidação no ambiente oral. O stent e outros materiais necessários durante a cirurgia podem ser esterilizados com óxido de etileno a uma temperatura tão baixa quanto possível, com arejamento adequado após a esterilização. Segue-se uma lista de materiais que devem ser esterilizados e estar disponíveis na operação: (1) stent de resina acrílica, (2) broca de corte de resina acrílica, (3) peça de mão, (4) composto de modelagem, (5) Gutaform, (6) faca afiada, (7) banho de água para composto de modelagem e (8) maçarico manual. (Nota: Se um agente anestésico inflamável determinar que não podem ser utilizados aparelhos eléctricos ou chamas no bloco operatório.

A formação do stent no momento da operação pode ser realizada com mais do que um material ou método, desde que seja cumprido o requisito de contacto íntimo do enxerto com o periósteo durante a cicatrização. O método n.º 1 utiliza massa de modelação e Gutaform para a adaptação do enxerto (Fig. 50). Depois de o local da cirurgia ter sido preparado para receber o enxerto, o stent é colocado. Se a estimativa da flange for excessiva, esta pode ser reduzida com uma broca de resina acrílica e uma peça de mão, tendo o cuidado de manter os desbastes fora do local cirúrgico. Se o stent for curto, pode ser alargado com massa de modelação. Após a colocação do stent, a massa de modelação é utilizada para preencher as discrepâncias entre o stent e os contornos ósseos. A massa de modelação não deve ser bloqueada em rebaixos graves. Como o detalhe da superfície do periósteo é difícil de registar na massa de modelar, o Gutaform, que amolece facilmente em água quente, é utilizado como um revestimento fino para registar este detalhe. Desta forma, a forma do stent é completada.

O enxerto de pele de espessura parcial, que foi retirado do doente no início do procedimento cirúrgico a partir de uma superfície sem pêlos e armazenado numa esponja de gaze embebida em soro fisiológico, é então aplicado ao stent recontornado e pormenorizado. A superfície exterior da pele deve estar virada para o stent, de modo a que o periósteo e a superfície de corte da pele estejam em contacto quando o stent é suturado no local. A pele é mantida na Gutaform através da utilização de um cimento de tecido. Quando o enxerto de pele é aplicado ao stent, deve ter-se o cuidado de não reter ar, o que impediria o contacto direto do enxerto de pele com o stent. Se for inevitável a formação de bolhas de ar, estas podem ser removidas inserindo uma agulha de calibre 26 entre o enxerto de pele e o stent para aspirar o ar. O cirurgião coloca então o stent e o enxerto na mandíbula. São mantidos em posição com suturas circunmandibulares.

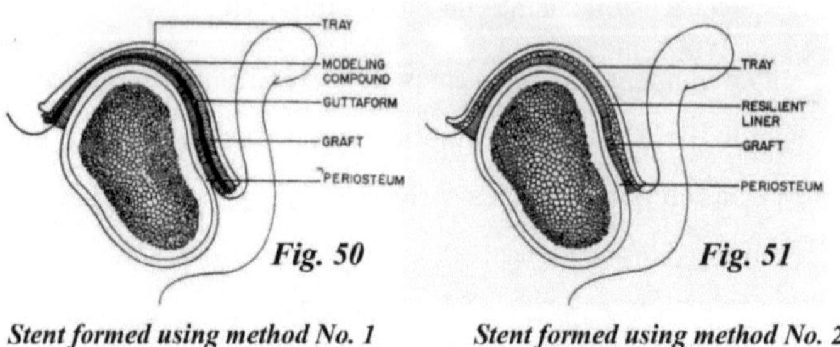

Stent formed using method No. 1 (Cross Section) 125 *Stent formed using method No. 2 (Cross Section)*

No método n.º 2, pode ser utilizada uma resina de revestimento resiliente autopolimerizável para preencher as discrepâncias entre o stent e o osso (Fig. 51). Este material e este método são vantajosos quando estão presentes subcortes severos no aspeto lingual ou quando existe uma discrepância entre o requisito de segurança anestésica e o equipamento necessário para amolecer o composto de modelação. Uma vez formado o stent, os procedimentos para a adesão do tecido e colocação do stent são os mesmos que os descritos anteriormente.

O stent é mantido com suturas circunmandibulares que não são removidas durante dez dias a duas semanas. O fabrico da prótese é iniciado logo que o doente possa tolerar os procedimentos e quando o tecido enxertado já não parecer inflamado.

Quando uma crista edêntula é aprofundada através de cirurgia vestibular, a área da ferida deve ser impedida de voltar a ligar-se à crista durante a cicatrização. Quando um enxerto de pele é colocado num vestíbulo, palato ou pavimento da boca, é útil para o doente e para o cirurgião cobri-lo durante a fase de cicatrização para proteção do enxerto, imobilização do penso medicamentoso e conforto do doente.

São feitos moldes de estudo. A área da cirurgia é delineada e é feita uma forma de placas de base de resina acrílica de polimerização automática quickcure para cobrir as áreas marcadas. Com o aprofundamento do sulco, o stent pode ser revestido no momento da cirurgia com um revestimento de tecido mole ou composto dentário para cobrir e alargar o bordo da placa de base para o local da cirurgia. Este é utilizado até que a granulação e a cicatrização garantam a não reinserção dos bordos do vestíbulo.

Em todos os casos, o stent cirúrgico, que é um requisito para o sucesso, é descrito como uma base acrílica pré-formada que é reequipada na sala de operações, geralmente pelo cirurgião, com um composto de baixo calor, a fim de permitir a extensão necessária da flange vestibular e lingual. Este tipo de stent cirúrgico protege a ferida, mas apresenta muitas ***deficiências*** muito graves: 1) Sendo um material duro, as superfícies são ásperas e desconfortáveis.

2) O lado áspero do tecido não proporciona uma superfície lisa para uma pressão uniforme contra o enxerto de pele.

3) O enxerto de pele na extensão do flange lingual é normalmente deslocado quando o stent é inserido imediatamente antes da fixação circunferencial. Isto resulta numa falha da cobertura do enxerto de pele da crista lingual alargada. Uma vez que o tecido ou o lado do enxerto do stent não é clinicamente visível, o cirurgião não se apercebe desta deslocação até a prótese ser removida sete a dez dias mais tarde.

UMA NOVA TÉCNICA:[97] Em que ***a prótese existente do paciente é utilizada*** e alargada com um material de revestimento de prótese macio.

MÉTODOS E MATERIAIS

No pré-operatório, a prótese deve ser recolocada e as relações oclusais e verticais correctas devem ser restauradas. Isto é importante porque o procedimento cirúrgico não irá perturbar a crista do rebordo. A modificação da prótese na sala de operações envolverá apenas a extensão dos flanges da prótese.

Todos os materiais de que o protésico irá necessitar podem ser preparados pela enfermeira do bloco operatório. Um suporte Mayo é colocado do lado direito do doente e coberto. O material de revestimento da prótese foi transferido para frascos esterilizados. Podem ser utilizados copos de papel esterilizados e lâminas de língua para misturar. Tesoura, bisturi, bacia de solução salina estéril, gaze e lubrificante completam o arsenal.

Depois de concluída a dissecção cirúrgica e o abaixamento do pavimento da boca, a prótese é assentada para determinar a extensão necessária. É utilizada uma mistura do revestimento de resina macia com uma maior proporção de pó: líquido, para acelerar a presa. É alargado um quadrante de cada vez. A prótese é inserida e a resina macia é moldada até ao novo nível do pavimento da boca. Em dois minutos, a prótese pode ser removida, lavada do sangue e seca. Cada uma das quatro abas é alargada, começando pelas linguais. Se existirem extensões pontiagudas, estas são removidas com uma tesoura e o excesso de volume ou espessura do material é reduzido com o bisturi. Todas as superfícies cortadas são então alisadas com uma mistura fina do material do reembasador e um dedo lubrificado.

A endoprótese cirúrgica terminada é lavada e seca com gaze. O lado do tecido é então pulverizado com tintura de benjoim, que é um agente adesivo. O enxerto de pele previamente adquirido é cuidadosamente colocado no stent, com contacto positivo em todas as superfícies do tecido. O enxerto de pele é então suturado à periferia dos flanges estendidos com suturas simples nº 5.0. As suturas interrompidas são colocadas ao longo de toda a aba vestibular, labial e lingual. O stent é então cuidadosamente colocado no lugar e fixado com suturas de seda bilaterais. Com o enxerto de pele suturado à prótese, não pode haver deslocamento do enxerto.

A prótese é geralmente removida no sétimo ou oitavo dia de pós-operatório. O enxerto de pele que se estende para além da junção da mucosa oral normal é irrigado, elevado e excisado com uma tesoura de dissecação curva.

Durante a semana seguinte, aproximadamente, todo o enxerto que se encontra sobre a mucosa normal necrosará e desprender-se-á, podendo ser facilmente removido. Quando o stent é removido pela primeira vez, os flanges alargados são afinados e encurtados para permitir uma maior mobilidade da língua e evitar uma pressão indevida na junção do enxerto e da mucosa oral. A base da prótese propriamente dita é recolocada com uma mistura fina do mesmo material de revestimento macio que foi utilizado anteriormente. Isto proporciona ao doente uma prótese funcional durante o período de convalescença. Durante as primeiras três semanas, a dieta é limitada a líquidos. A cicatrização está normalmente concluída em seis a oito semanas, altura em que o doente está pronto para receber uma prótese nova ou com nova base. Comparando o rebordo original ou pré-operatório com o resultado pós-operatório, é facilmente visível que esta altura adicional do rebordo proporcionaria a estabilidade e o conforto desejados.

9. PROTECTOR BUCAL[21]

Um protetor bucal deve ser confortável para o doente, ajustar-se bem à arcada, ter retenção suficiente para estabilidade, ser fácil de limpar e suficientemente durável.

Para construir um protetor bucal, é feito um bom conjunto de impressões em alginato e são obtidos os moldes de estudo em pedra. Salvo raras excepções, tais como um indivíduo severamente prognata, apenas será utilizado o molde maxilar. Este molde é aparado perto do meio da prega mucobucal, e o lado palatino é aparado até ocorrer uma fenestração na parte mais profunda do palato. O contorno do protetor bucal é então desenhado a lápis no modelo. Não é necessário levar este contorno através do palato ou até à parte mais profunda da prega mucobucal.

O molde está agora pronto para ser colocado no meio de uma placa perfurada, que por sua vez está ligada a uma mangueira de vácuo. É selecionada uma folha de resina vinílica. Esta folha é aquecida uniformemente por qualquer forno, queimador ou placa quente até ficar macia, flexível e maleável. Em seguida, é centrada sobre a placa de fundição. O vácuo é ligado com força total e a folha de acrílico é sugada sobre todos os limites do modelo. Estão disponíveis máquinas de moldagem a vácuo mais recentes (Omnivac) que podem simplificar este procedimento. Antes de a chapa arrefecer completamente, é aconselhável cortar o excesso com uma tesoura. De seguida, os bordos são alisados e acabados. Finalmente, a prótese está pronta para ser experimentada na boca e fazer as correcções finais.

UTILIZAÇÕES:

Recomenda-se a utilização de um protetor bucal stent para proteção dos dentes quando:

(1) um indivíduo pratica desportos de contacto;

(2) se existem pontes ou coroas fixas maxilares anteriores e o doente deve ser submetido a cirurgia sob anestesia geral;

(3) o paciente pratica bruxismo durante a noite;

(4) prevalece um hábito adverso que ameaça os dentes periodontalmente;

(5) o doente é um respirador bucal;

(6) um pacote periodontal precisa de ser colocado de forma mais segura.

O PROTECTOR BUCAL BIMAXILAR[22-56]

A eficácia dos protectores bucais na prevenção de lesões orofaciais em desportos de contacto está bem estabelecida. Proporcionam proteção contra traumatismos acidentais dos dentes e dos seus tecidos de suporte e previnem a laceração dos lábios, da mucosa oral e da língua. Além disso, podem reduzir a possibilidade de fratura da mandíbula e ajudar a prevenir concussões cerebrais.

No entanto, os protectores bucais convencionais cobrem apenas os dentes maxilares, proporcionando uma proteção limitada à mandíbula. Em contraste, o protetor bucal bimaxilar proporciona uma maior proteção (fig. 52 e 53).

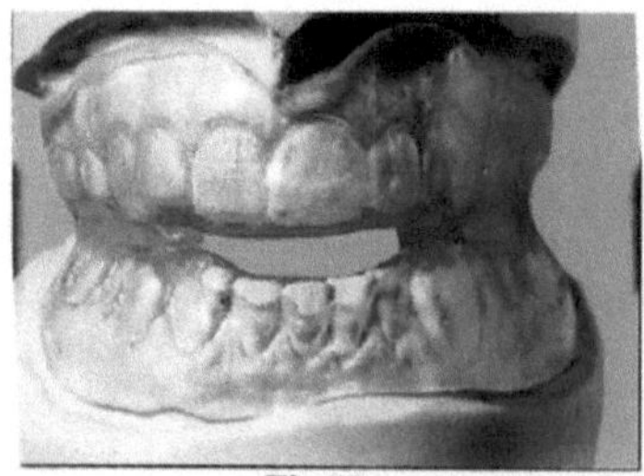

Fig.52
Thermoformed bimaxillary mouth guard. Anterior View

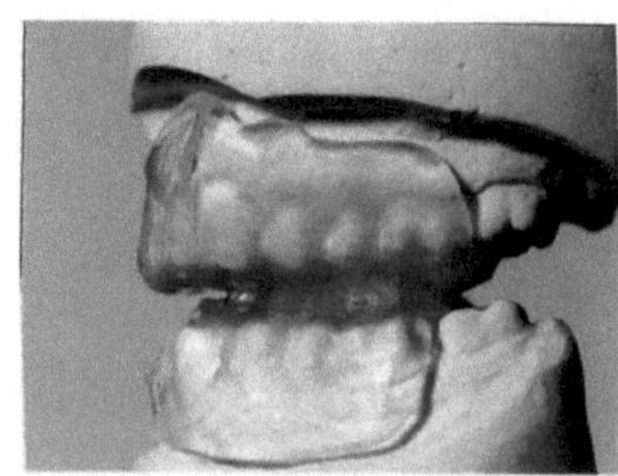

Fig.53
Thermoformed biomaxillary mouth guard. Lateral View

O protetor bucal bimaxilar cobre ambas as arcadas dentárias com a mandíbula aberta numa posição pré-determinada. Um espaço anterior flui para o atleta para manter uma dentilação oral adequada.

A cobertura adicional proporciona uma proteção suplementar contra golpes frontais e laterais nos dentes mandibulares. Proporciona também proteção contra o impacto lateral e frontal na mandíbula, o que deverá reduzir as forças transmitidas à articulação temporomandibular.

O aumento da separação entre a cabeça do côndilo e a fossa glenoide que ocorre na dimensão vertical aumentada também deve diminuir a transmissão de força da mandíbula para a base do crânio e, assim, reduzir o risco de concussão.

O protetor bucal bimaxilar é indicado para desportistas que necessitam ou apreciam a proteção adicional que o aparelho proporciona. Os jogadores geralmente toleram o protetor bucal bimaxilar após um breve período de adaptação. É relatada uma sensação de proteção extra e confiança.

Procedimento laboratorial

O procedimento laboratorial implica a selagem conjunta de componentes maxilares e mandibulares termoformados separadamente:

1. Os moldes maxilares e mandibulares são efectuados em 100% de gesso.

2. A extensão do protetor bucal é estabelecida com base nos moldes. O protetor bucal deve estender-se para cobrir metade do dente do segundo molar e até aproximadamente 2-3 mm da reflexão do tecido mole nos aspectos vestibular, labial e lingual. A cobertura palatina deve estender-se até 1015 mm a partir da gengiva.

3. Os moldes são montados num articulador de valor médio ou semi-ajustável em oclusão cêntrica e depois abertos até à dimensão vertical necessária. Trata-se normalmente de uma abertura de 7-10 mm.

Em alternativa, os moldes podem ser articulados utilizando um registo em cera ou silicone da "posição de respiração pesada" descrita por Champman. Para determinar esta posição, o doente simula uma respiração sob esforço extremo. A separação dos dentes incisivos é medida nesta posição e/ou é feito um registo interoclusal da relação entre a mandíbula e a maxila.

4. São seleccionadas folhas termoplásticas de polietileno de acetato de vinilo (PVAc-PE) da cor e espessura pretendidas (normalmente 4 mm), que são termoformadas separadamente nos moldes maxilares e mandibulares.

5. As peças em bruto formadas são depois cortadas nas dimensões necessárias. No molde mandibular, a porção anterior do material é cortada 1-2 mm para lingual e labialmente sobre os incisivos e caninos para proporcionar uma via aérea adicional.

6. Os componentes maxilares e mandibulares podem ser unidos eficazmente por fusão a quente com a utilização de uma pistola de cola. A pistola de cola é ligada e deixada a aquecer durante 5 minutos antes da utilização. Após o pré-aquecimento, é carregada uma barra sólida de 3 mm de diâmetro de material (PVAc-PE).

Ao ativar o mecanismo de disparo, o material derretido é extrudido do bocal para as superfícies inflamadas dos componentes oclusais maxilares e mandibulares do protetor bucal. Após a aplicação das quantidades suficientes de material, este é deixado arrefecer.

7. O acabamento e a modificação do PVAc-PE podem ser efectuados com discos de polimento Lisko.

Foram descritos procedimentos técnicos alternativos para selar os blocos maxilar e mandibular. O método de Champman é mais complicado e demorado e envolve a moldagem de PVAc-PE amolecido numa técnica de cera perdida, após a aplicação de revestimento e frasco.

O método de Lee-Knight et al. envolve o fecho dos moldes articulados sobre os quais o PVAc-PE é posteriormente espumado. Este método é simples, mas não forma uma vedação eficaz e pode ocorrer a separação dos componentes.

Fornecemos protetores bucais bimaxilares a mais de 20 desportistas, incluindo dois jogadores da seleção internacional de râguebi, um dos quais tinha fraturado recentemente uma mandíbula e outro com dores recorrentes na articulação temporomandibular.

A principal desvantagem parece ser a tendência para o atleta desenvolver uma boca seca enquanto usa o protetor bucal. Este efeito pode ser reduzido aplicando uma ligeira camada de vaselina nos lábios e no protetor bucal antes de o usar e bebendo água em intervalos frequentes.

O volume adicional torna a fala mais difícil e constitui um problema se for necessária uma comunicação frequente. O tempo e os materiais clínicos e laboratoriais adicionais tornam os protectores bucais bimaxilares mais dispendiosos.

Instruções sobre a utilização e os cuidados a ter com o protetor bucal

Os pacientes devem ser aconselhados a usar o protetor bucal durante o treino, inicialmente, para se adaptarem ao aumento do volume. Devem também ser instruídos sobre a forma de o conservar. O protetor bucal deve ser guardado numa caixa rígida, longe da luz solar direta. Deve evitar-se o contacto com água quente. Antes da utilização, deve ser ligeiramente lavado com água fria e lavado novamente após cada utilização. Deve ser limpo regularmente com uma escova de dentes macia, utilizando água fria ou uma solução de elixir bucal.

10. STENTS CIRÚRGICOS PARA AUMENTO DE CRISTAS EDÊNTULAS:

1. FABRICO DE STENTS CIRÚRGICOS EM HIDROXIAPATITE

AUMENTO DO

CRISTA EDÊNTULA[58]

Para o aumento parcial ou total do rebordo, a aplicação de hidroxiapatite não reabsorvível (NRHA) provou ser o material de implante de eleição. A investigação extensiva mostra que o implante cirúrgico NRHA requer uma técnica rigorosa. Têm de ser seguidos princípios cirúrgicos específicos para garantir resultados bem sucedidos. '[14] Embora não seja realçada, a fase protética é também exigente e sensível à técnica.

CONCEPÇÃO E UTILIZAÇÃO:

São utilizados stents NRHA:

(1) para eliminar ou reduzir a migração granular dimensional da NRHA facialmente, lingualmente, anterior-posteriormente ou superior-inferiormente;

(2) para evitar irregularidades morfológicas pós-operatórias na crista NRHA recém-formada e aumentada;

(3) para manter uma saúde óptima dos tecidos moles de apoio, sem deiscências e inflamações;

(4) para determinar e manter o material NRHA na posição correcta em relação à topografia óssea residual para manter o contacto máximo entre o hospedeiro e a interface de ligação NRHA;

(5) para proporcionar uma adaptação máxima da base da prótese e uma extensão periférica para uma melhor retenção e estabilidade da prótese; e

(6) para permitir a manutenção correcta do espaço interarcos desejado.

TÉCNICA:

A saúde intra-oral óptima é alcançada com uma higiene oral adequada, cuidados domiciliários, condicionamento dos tecidos, medicação e programas dietéticos. Toda a cirurgia pré-protética da NRHA, incluindo a vestibuloplastia, deve ser efectuada antes do fabrico do stent da NRHA. O fabrico do stent guia NRHA deve ser efectuado pelo dentista e não por um técnico.

1. Utilize uma moldeira de estoque modificada ou personalizada com hidrocolóide irreversível e fixe duas impressões da arcada NRHA pretendida. A extensão total do bordo é fundamental. Encaixe e verta imediatamente as

impressões com uma mistura adequada de gesso dentário sob vácuo.

2. Fabricar bases estabilizadas. Registos seguros da relação mandíbula-arco. Montar o molde mestre indexado num articulador semi-ajustável, tendo em atenção a dimensão vertical oclusal e a relação protrusiva.

3. No molde mestre, delinear claramente a extensão da borda da crista proposta. Aplique uma camada uniforme de cera pegajosa dentro do contorno. Adapte a cera quente e extra dura da placa de base à morfologia desejada do rebordo NRHA. Não estenda qualquer margem numa área de tensão natural, como a prateleira bucal.

4. Avaliar a morfologia da crista NRHA quanto à altura, contorno, largura e posição em relação à crista residual anatómica. Confirme a distância interarcos e a folga protrusiva adequadas com um rebordo de cera de diagnóstico oposto, uma configuração de dentes ou a prótese modificada existente.

5. Separe o molde principal indexado da base articulada. Aplique uma película fina de vaselina em todo o molde e na crista de cera. Refrigerar o molde durante um mínimo de 1,5 minutos.

6. Coloque uma folha transparente de resina poliacrílica de 0,08 x 5 x 5 polegadas numa máquina de moldagem a vácuo à sua escolha. Imediatamente antes do amolecimento desejado da folha, retire o molde principal refrigerado do frigorífico, posicione-o cuidadosamente na plataforma de vácuo e forme um modelo de vácuo. Aplique o mínimo de calor para evitar ou reduzir a distorção da crista encerada.

7. Remover o excesso grosseiro do modelo para além do molde principal com uma roda de corte rápido. Refinar com uma banda de mandril. Manter a extensão total do material do modelo até às bordas do molde principal sem destruir a periferia do molde. Remova o modelo com a forma de crista de cera contida do molde. Guarde a crista de cera NRHA e coloque-a em seringas NRHA pré-utilizadas para referência volumétrica pelo cirurgião.

8. Remover todos os resíduos de cera do modelo e do molde mestre e colocar dois orifícios de acesso com o diâmetro de uma broca redonda n.º 8 na região dos segundos pré-molares. Adaptar uma ponta de seringa Monojet 412 IOcc ao diâmetro do orifício de acesso. Aplicar uma película fina do molde e do corpo da seringa.

9. Introduzir uma mistura fina de gesso No. 2 no corpo da seringa. Enquanto fixa firmemente o modelo em posição no modelo de gesso humedecido, coloque a ponta da seringa nos orifícios de acesso e injecte o gesso até obter a morfologia completa do modelo de crista.

10. Após um mínimo de 20 minutos para assegurar a fixação completa da crista de gesso, remover a férula principal do gato principal com cuidado para não fraturar ou deslocar a crista recém-formada. Voltar a montar o modelo mestre indexado no articulador para confirmar a morfologia, o contorno, a posição, a distância entre arcos e a trajetória de inserção; alisar as irregularidades. O molde mestre modificado torna-se o molde mestre NRHA, a partir do qual podem ser fabricados os stents de guia cirúrgicos NRHA reais. O número de stents cirúrgicos rápidos NRHA varia, dependendo dos requisitos do aumento NRHA pretendido. Será necessário um mínimo de três stents por arcada, uma vez que não haverá duas arcadas idênticas. Por conseguinte, cada arcada necessitará de um desenho, número e fabrico de stent protético personalizado.

11. Utilize uma folha transparente de resina poliacrílica dura de O.O8 x 5x 5 polegadas para fabricar um mínimo de três stents de guia cirúrgico no molde principal NRHA duplicado com a máquina de moldagem por vácuo. Fabricar um stent adicional com uma folha de resina poliacrílica macia de O.O8 x 5 x 5 polegadas. Para conter os grânulos de NRHA durante a fase cirúrgica, terminar todos os stents com um rolo de rebordo completo muito para além da junção implante-tecido. O stent parecerá demasiado estendido, mas pode ser aliviado conforme considerado necessário pelo cirurgião no momento da cirurgia.

12. Marcar uma ou mais linhas verticais distintas no molde principal da NRHA

para coincidir com os locais de acesso incisional pré-determinados e o local de inserção da seringa NRHA. Transcrever as linhas verticais em cada stent com uma caneta de feltro.

13. Rotular o stent único de resina acrílica macia e um stent de resina acrílica dura não aliviado com a palavra final. Os stents finais servirão de confirmação para a dimensão e contorno completos do implante da arcada NRHA. Conforme ditado pela cirurgia, um destes stents será ligado em posição durante um período pós-cirúrgico de 2 a 4 semanas.

14. Aliviar um dos stents de resina acrílica dura no segmento anterior de cada linha traçada verticalmente para permitir a colocação cirúrgica da NRHA granular nos segmentos posteriores direito e esquerdo. Este stent é identificado como No.1. Aliviar um segundo stent de resina acrílica dura no segmento posterior distal à linha traçada verticalmente, à esquerda ou à direita, consoante o cirurgião seja destro ou canhoto, para permitir a colocação cirúrgica de granulado NRHA no segmento anterior. Este stent é designado por n.º 2. As áreas de alívio de acesso ou as janelas são verificadas quanto à passagem da seringa e à facilidade de inserção.

15. Readaptar cada stent ao molde principal da NRHA para verificação final. Sugere-se também a verificação intra-oral cirúrgica pré-NRHA de todos os stents-guia.

VARIAÇÃO DA TÉCNICA

Uma vez que os requisitos morfológicos e cirúrgicos de cada candidato variam, não existem dois desenhos de stent NRHA idênticos. A técnica de stent NRHA descrita pode ser usada com sucesso para a arcada parcialmente edêntula, arcada completa única ou arcada dupla oposta e uma combinação de deficiências de crista unilateral ou bilateralmente. Embora não seja possível determinar um número específico de stents NRHA para todos os pacientes, a aplicação clínica indicou que a maxila necessitará de um mínimo de três stents NRHA e a mandíbula de quatro.

2. *UTILIZAÇÃO DE STENTS DE VINIL MACIO PARA FACILITAR O AUMENTO DOS REBORDOS ATRÓFICOS ANTERIORES DO MAXILAR COM HIDROXIAPATITE*[112]

Um stent maxilar, quando corretamente concebido e contornado, pode ser vantajosamente utilizado pelo cirurgião como uma matriz para a colocação precisa de partículas de hidroxiapatite.

TÉCNICAS

1. Efetuar uma moldagem preliminar irreversível com hidrocolóide da arcada maxilar e vazar a moldagem com uma pedra artificial adequada.

2. Identificar a região a ser aumentada no molde de diagnóstico, encerar na forma pretendida e dimensionar com cera de placa de base de pinos ou cera de incrustação.

3. Fazer um duplicado em pedra artificial do molde preliminar modificado.

4. Adaptar um protetor bucal de resina de vinil macia (Clear, 0,150 polegadas, Buffalo Dental Mfg. Col. Inc. Syosset, N.Y.) ao molde utilizando um adaptador de vácuo (Omnivac, Omnidental Corp., Harrisburg, Pa.)

5. Cortar um entalhe em forma de U na linha média do stent macio. Para facilitar a introdução da seringa a ser utilizada para a injeção do material de implante, o entalhe deve ser ligeiramente maior do que o diâmetro da seringa. A flexibilidade do material do protetor bucal de resina vinílica permite a inserção do corpo da seringa enquanto o stent está corretamente posicionado, permitindo assim que o stent sirva de matriz durante o processo de injeção propriamente dito. A qualidade e a extensão do aumento podem ser facilmente discernidas através do stent flexível transparente.

6. Para um doente com uma prótese existente, faça modificações após a cirurgia utilizando uma broca grande de resina acrílica para aliviar generosamente a secção da prótese que estará em contacto direto com a região aumentada. Pode então ser colocado um material de revestimento macio para o revestimento provisório da

prótese. Insira a prótese modificada imediatamente após a cirurgia e certifique-se de que não produz pressão indevida ou trauma no local da cirurgia.

7. Para um doente que não tenha uma prótese existente, fabricar um stent de resina acrílica dura utilizando o molde pré-operatório modificado duplicado. A resina acrílica autopolimerizável transparente aplicada pelo método de aspersão produz excelentes resultados. Este stent deve ser inserido imediatamente após a cirurgia e deixado no local durante cerca de uma semana. A fixação intra-oral do stent de resina acrílica pode ser efectuada com fios de fixação, pinos "K" ou um parafuso palatino.

3. FABRICO DE UM STENT CIRÚRGICO SECCIONAL PARA AUMENTO DE HIDROXIAPATITE PARA O REBORDO RESIDUAL EDÊNTULO[115]

O aumento do rebordo residual edêntulo com partículas de hidroxiapatite (HA) juntamente ou em combinação com osso esponjoso tem sido sugerido para melhorar a retenção e a estabilidade das próteses completas. Alguns autores acreditam que um stent cirúrgico pode ajudar a formar a crista pós-operatória desejada. Larsen et al. afirmam que o stent

(1) minimiza a migração de HA antes da ocorrência de fibrose,

(2) Ajuda na colocação do AH para obter a forma e a largura do arco pretendidas.

(3) mantém a saúde dos tecidos moles sobrejacentes durante a cicatrização, e

(4) Reduz a quantidade de HA necessária.

A conceção incorrecta do stent pode levar a:

(1) migração de partículas

(2) redução acentuada do espaço inter-arcos,

(3) forma irregular do arco pós-operatório

(4) Deiscência do AH,

(5) inflamação dos tecidos moles, e

(6) posicionamento indesejável do AH em relação ao rebordo ósseo residual.

TÉCNICA de fabrico de stent cirúrgico seccionado

1. Efetuar moldes hidrocolóides irreversíveis maxilares e mandibulares corretamente alargados e colocar os moldes em pedra artificial.

2. Registar as relações verticais e horizontais exactas dos maxilares e montar os moldes num articulador semi-ajustável.

3. Encerar a forma da crista proposta após a avaliação da distância inter-arcos, da posição relativa da arcada e do contorno da crista. O aumento não deve estender-se lateralmente à plataforma vestibular ou medialmente ao aspeto lingual do rebordo residual.

4. Duplicar o molde com o aumento em cera e aplicar um molde de trabalho.

5. Adaptar duas camadas de cera dura para placas de base (Columbus Dental, St. Louis.

Mo.) em toda a área de suporte da prótese. Remova a cera entre os forames mentais e lateralmente à crista da crista, deixando uma junta com um ângulo de 90 graus entre a cera e o molde.

6. Fazer uma impressão hidrocolóide irreversível do molde e da secção encerada e vazar um segundo molde de trabalho.

7. Encerar a segunda secção sobre a área de acesso cirúrgico no segundo molde de trabalho. Incluir extensões de lingueta que se sobreponham à superfície vestibular da primeira secção lcm. Estas patilhas e a junta de 90 graus orientam as duas secções acabadas e fixam-nas mecanicamente para formar um stent cirúrgico rígido.

8. Encha as duas secções enceradas e processe-as em resina acrílica transparente curada pelo calor. Evite o acabamento excessivo da junta de 90 graus e das patilhas para manter um fecho mecânico máximo.

9. Antes da cirurgia, experimente o stent acabado na boca para verificar o

ajuste, as extensões dos bordos e o espaço disponível para o HA.

10. Na cirurgia, fixar provisoriamente a primeira secção com suturas circum-mandibulares e, após a criação cirúrgica do espaço submucoso adequado, injetar partículas de HA no espaço submucoso até que o vazio sob o stent seja preenchido posteriormente. Em seguida, o AH é injetado ao longo da secção anterior e a segunda secção é totalmente encaixada.

11. As secções são fixadas quando o aumento de AH estiver concluído. Fixar totalmente cada secção com suturas circum-mandibulares. Antes do assentamento final, as secções podem ser cimentadas em conjunto com cimento de cianoacrilato colocado nas patilhas.

12. Manter o stent seccional no local durante 10 a 14 dias.

11. STENTS INTRA-ORAIS PARA A DIRECÇÃO DA TERAPIA POR FEIXES DE RADIAÇÃO:[31102]

A RADIAÇÃO IONIZANTE para o tratamento de lesões malignas da cavidade oral, embora seja frequentemente o tratamento de escolha, pode causar problemas agudos e crónicos significativos. Os dentes, a língua, as glândulas salivares e mucosas, o revestimento da mucosa e a mandíbula e maxila são fontes potenciais de complicações, que podem desenvolver-se devido a lesões provocadas pela radiação. Os dentes podem ser afectados por cáries progressivas e dissolução gradual com dor intensa associada. Pode ocorrer uma perda parcial ou total do sentido do paladar. Uma quantidade relativamente pequena de radiação nas glândulas salivares e secretoras de muco pode afetar a sua função e resultar numa boca seca com dificuldade em mastigar os alimentos e em engolir. A mucosa da cavidade oral pode tornar-se necrótica com ulcerações dolorosas que cicatrizam lentamente ou não cicatrizam de todo. A osteomielite e a formação de fístulas podem ocorrer em associação com a necrose do osso subjacente, particularmente na mandíbula.

CONTROLO DOS EFEITOS NOCIVOS DAS RADIAÇÕES..:

Os efeitos prejudiciais da radiação são frequentemente reversíveis com o tempo e a ausência permanente de cicatrização é observada numa percentagem relativamente pequena de doentes. A menor incidência possível de lesões graves provocadas pela radiação depende da seleção da modalidade e da técnica adequadas para cada lesão.

A lesão por radiação nos tecidos normais aumenta diretamente em proporção com a quantidade de tecido que é irradiado. Uma radioterapia bem sucedida exige a aplicação da radiação necessária ao menor volume possível de tecido. O tecido normal deve ser incluído no feixe para assegurar uma margem adequada em torno da lesão conhecida ou suspeita, mas deve ser evitada uma dimensão excessiva do campo ou uma radiação desnecessariamente profunda. A seleção do equipamento e da técnica de radiação é determinada pela localização e pelo comportamento potencial do tumor maligno.

Estes princípios são particularmente aplicáveis ao tratamento por radiação de cancros pequenos e acessíveis da cavidade oral. As lesões localizadas nas gengivas, no pavimento da boca, no trígono retromolar, no pilar amigdaliano anterior, no arco faucial, no palato mole e na nasofaringe permitem a aplicação direta da radiação através de um cone intra-oral. A qualidade da radiação ionizante a utilizar depende da profundidade do tecido, que deve receber uma dose tumoral mínima selecionada. Os raios X de baixa voltagem (120 a 250 kv) ou os electrões de baixa energia (6 a 9 mev.) são adequados quando a doença é superficial. Os raios X ou gama ou os electrões de alta energia, até 18 mev, são utilizados quando é necessária uma radiação de penetração profunda.

Uma técnica especial para aplicação alargada e utilização frequente de radiação deve incluir:

(1) facilidade de aplicação, tanto para o paciente como para o terapeuta,

(2) desconforto mínimo para o paciente,

(3) reprodutibilidade diária da geometria do tratamento, e

(4) manutenção da direção do feixe durante o tratamento.

O stent intra-oral, um dispositivo de resina acrílica concebido e fabricado para o paciente individual, ajuda significativamente a simplificar e a melhorar a técnica da terapia intra-oral.

STENTS DE RADIAÇÃO:

Um stent de radiação deve desempenhar as seguintes funções:

1. Posicionar os tecidos doentes numa determinada posição repetível ao longo do processo de tratamento.
2. Reposicionar ou proteger através da proteção de tecidos não doentes, de modo a retirá-los do campo de radiação.
3. Posicionar o feixe de radiação numa determinada posição.
4. Transportar material radioativo ou dispositivos dosimétricos para um local.
5. Recontornar certas zonas para simplificar a terapia.

Para além disso, a endoprótese deve ser fácil de fabricar e facilmente utilizável pelo doente e/ou pelo radioterapeuta. Uma vez que cada stent tem de satisfazer as necessidades específicas do doente, é difícil explicar passo a passo uma técnica para a construção de todos esses stents. No entanto, é possível fazer algumas generalizações.

O material de eleição para efetuar impressões é um hidrocolóide irreversível. Este material é fácil de manipular, demora um mínimo de tempo e é suficientemente elástico para permitir o máximo conforto ao doente. Os moldes são melhor montados num articulador, que é suficientemente versátil para permitir uma abertura vertical pelo menos ilimitada. Por vezes, o stent pode ser construído na cadeira sem necessidade de fazer moldes e montar os moldes resultantes num articulador. Isto é feito quando existe uma emergência em termos de tempo. No entanto, na maior parte dos casos, um planeamento preciso requer que os moldes sejam montados num articulador no laboratório. Além disso, os doentes com lesões grandes e dolorosas não toleram traumas repetidos na zona. Também se deve ter em conta a possibilidade de o tumor se espalhar devido a uma manipulação imprudente.

O enceramento do stent deve ser verificado no doente e devem ser feitas correcções antes do frasco e do processamento. Em muitos casos, o stent tem de ser construído em acrílico termopolimerizável, e a utilização de acrílico autopolimerizável oferece muitas vantagens.

Devido à sua elevada densidade, disponibilidade e propriedades de trabalho, o chumbo é o metal de eleição para fins de blindagem. No entanto, o seu elevado ponto de fusão dificulta por vezes a sua utilização, sendo frequentemente substituído por ligas de baixa fusão. A espessura do metal necessária para uma proteção adequada depende do tipo de radiação utilizada e da "força" da radiação. Esta fase da construção da endoprótese deve ser efectuada com aconselhamento competente. Num grande centro de tratamento, o departamento de física será muito útil. Os estudos preliminares com combinações de epóxi-chumbo não foram tão bem sucedidos como previsto. Tal pode dever-se, em parte, à inexperiência com as propriedades de trabalho dos materiais, bem como a uma distribuição desigual do metal na resina epóxida. Sempre que se utilizam chumbo ou ligas contendo chumbo, os metais devem ser cobertos com cera ou resinas acrílicas.

Exceto no caso dos portadores, a maioria dos stents é utilizada apenas durante alguns minutos por dia. Por conseguinte, não precisam de se ajustar com tanta exatidão como algumas outras próteses de longa duração. Este facto não justifica, de forma alguma, técnicas descuidadas, mas apenas sugere uma utilização realista do aparelho.

Os suportes, que serão usados durante períodos prolongados, devem ser cuidadosamente construídos para proporcionar o máximo conforto ao doente e para garantir que o material radioativo fica bem posicionado. Estes aparelhos devem ser cuidadosamente verificados quanto ao seu ajuste correto antes de serem carregados com material radioativo. A conceção destes dispositivos pode variar entre o mais simples e o mais complexo, consoante a sua utilização.

<u>CONSTRUÇÃO DE UM STENT DE RADIAÇÕES INTRA-ORAIS:</u>

<u>Planeamento do tratamento pelo radioterapeuta e pelo dentista</u> -

O radioterapeuta delineia o tecido a ser tratado. O dentista observa a relação do cone intra-oral com os pontos de referência anatómicos na boca do doente. Ele também observa as relações verticais e horizontais do cone intra-oral com a lesão.

Procedimentos ***<u>preliminares para a realização do stent de radiação</u>***

As impressões de ambos os maxilares são efectuadas em hidrocolóide irreversível e os moldes são vazados em pedra artificial. São construídos aros oclusais que contactam apenas nas regiões molares. A altura dos aros é determinada pelo diâmetro vertical do cone intra-oral e a localização do cone de acordo com o local da lesão na boca. Em seguida, os moldes são montados no articulador por meio de registos interoclusais.

<u>Construção de um modelo em cera para o</u> stent ***<u>de radiação</u>***

São feitos novos aros oclusais. Um anel de cera é moldado à volta do cone intra-oral. O comprimento do anel de cera é aproximadamente igual à largura de uma folha de cera da placa de base, no entanto, o comprimento final depende da forma anatómica da boca do paciente. O anel é colocado exatamente na posição desejada entre as bases e é fixado às bases com cera derretida. O excesso de cera é aparado e arredondado em todos os bordos.

O stent de cera é experimentado na boca do paciente. Para facilitar a inserção ou o conforto do paciente, parte da cera tem normalmente de ser cortada.

O radioterapeuta verifica a exatidão do padrão de cera do stent antes de este ser processado. A estabilidade na fixação do cone intra-oral e a precisão do posicionamento são essenciais.

Acabamento do Stent em Resina Acrílica -

O procedimento normal para flashear e polimerizar uma prótese é seguido no processamento do stent. Pode ser utilizado um frasco grande ou o modelo de cera pode ser cortado em duas partes e fundido novamente no articulador após o processamento. A resina transparente é utilizada para permitir ajustes fáceis e para permitir a visibilidade das estruturas na boca.

São efectuados ajustes ao stent no articulador para proporcionar um ajuste preciso na boca e um ajuste preciso do cone intra-oral. Desta forma, poucos ajustes precisam de ser efectuados quando o stent acabado é inicialmente experimentado na boca do doente.

O stent é colocado na boca do doente e testado quanto à sua estabilidade e exatidão com referência ao cone intra-oral. Nesta altura, são feitos outros ajustes. O doente é ensinado a inserir e a remover o stent, praticando inicialmente enquanto se observa a si próprio diante de um espelho.

As observações finais são efectuadas na sala de tratamento. Todos os materiais e equipamentos potencialmente necessários devem estar disponíveis e em condições de funcionamento. Estes podem incluir um motor portátil ou peça de mão, maçarico a álcool, cera, massa de modelar em bastão, espátulas, etc. Um material de condicionamento de tecidos é útil para ajustes de última hora.

Embora o procedimento para a construção do stent tenha sido descrito para um paciente desdentado, a mesma técnica é seguida para um paciente com dentes naturais. Quando estão presentes dentes naturais, as bases que suportam o anel são feitas em moldes que contêm esses dentes e a quantidade de abertura dos maxilares para acomodar o cone intra-oral deve ser maior.

DISCUSSÃO

Existe literatura credível suficiente para apoiar a utilização de talas e stents para reinstituir a harmonia num sistema oro-dentário comprometido.

Há mais de um século que se utilizam talas de arremesso, de um tipo ou de outro, para auxiliar a fixação de maxilares edêntulos fracturados. Um dos principais problemas associados às talas de gunning é que pode ser difícil estabelecer a dimensão vertical correcta da face, particularmente em doentes com lesões maxilofaciais graves e quando, como acontece frequentemente, as próteses existentes se perderam ou foram destruídas. Para ultrapassar este problema, ***Alastair N. Goss***[46] descreveu uma tala de armar modificada que permitia ao cirurgião ajustar a dimensão vertical da face até 2 cm no momento da operação; além disso, esta modificação permitia completar a redução e a fixação numa única operação. A caraterística principal desta modificação foi uma almofada oclusal de resina acrílica macia em ambas as talas maxilar e mandibular que pode ser aparada durante a operação até se obter a dimensão vertical oclusal correcta e estável.

Os profissionais apreciam uma abordagem prática a todos os aspectos do tratamento; a terapia com talas não é exceção. A terapia com talas é uma modalidade comprovada para aliviar a dor de muitos tipos de desordens temporomandibulares e bruxismo, embora ainda existam dúvidas sobre como as talas funcionam. **N.J. Capp**[19] no seu artigo sobre oclusão e terapia com talas afirma que o desgaste dentário pode ser considerado patológico se o grau de desgaste exceder o nível esperado para uma determinada idade. A perda da superfície dentária que afecta a superfície funcional cria dificuldades para o dentista restaurador e pode afetar a estabilidade da oclusão. Uma tala oclusal faz frequentemente parte da gestão pré-restauração e pode também ter um papel valioso na proteção dos dentes e das restaurações contra cargas excessivas e desgaste adicional.

Foi observado por ***Clayton JA***[99] que, para alcançar o relaxamento muscular e o reposicionamento da mandíbula, a tala deve ser usada continuamente. Se isso não for feito, resultará num aumento da atividade dos músculos mastigatórios. ***Crispin BJ***[26] sugeriu que, à medida que a mandíbula se reposiciona, é necessário ajustar a tala com frequência para manter um contacto e uma desclusão uniformes.

Feinmann C[35] afirmou que, embora não haja dúvidas de que muitos pacientes que sofrem de disfunção e que são tratados com talas oclusais apresentam uma diminuição significativa dos níveis de dor, está longe de ser claro que o efeito terapêutico da tala seja o responsável. O autor propôs que é possível que uma parte significativa desta melhoria seja conseguida através do efeito placebo. No entanto, ***Forsell H***[38] nos seus estudos mostrou provas de que o tratamento oclusal com uma tala tem de facto um efeito terapêutico.

Ramjford e Ash[95] descreveram originalmente a tala de estabilização ou do tipo Michigan, que é uma tala maxilar de cobertura total feita de resina acrílica processada em laboratório e que proporciona uma desoclusão anterior com contactos ICP estáveis entre uma superfície geralmente plana e os dentes opostos. Os autores sugeriram que as talas de estabilização, ao causarem relaxamento muscular, também podem ajudar no reposicionamento de um menisco deslocado, desde que o deslocamento não seja demasiado grave, nem de longa duração.

Anderson G[2] defendeu o uso de talas que procuram reposicionar a mandíbula numa posição pré-determinada, particularmente em casos de desarranjo interno. Essas talas possuem superfícies oclusais com fossas bem definidas nas quais os dentes opostos se encaixam, com a mandíbula na posição desejada. No entanto, os problemas encontrados com estas talas são que podem não conseguir o relaxamento muscular mastigatório desejado; além disso, é excecionalmente difícil prever exatamente a posição em que a mandíbula deve ser colocada. ***Solberg W.K.***[108] analisou que esta posição é geralmente para a frente em relação à PIC habitual, sendo que o raciocínio é que a tensão sobre os componentes articulares perturbados será aliviada, permitindo o seu realinhamento gradual.

Nevarro E[84] realizou um estudo para avaliar clinicamente os splints oclusais maxilares duros e resilientes. Foi observado que os splints resilientes de vinil vacuformed são de uso limitado e são rapidamente destruídos por bruxistas determinados. A sua superfície resiliente não é adequada para a produção e manutenção de uma oclusão estável necessária para alcançar o relaxamento muscular. ***Jeffrey P. Okeson***[90] no seu estudo investigou os efeitos de talas oclusais duras e moles na atividade muscular nocturna. A atividade muscular nocturna de dez participantes foi registada enquanto usavam uma tala oclusal dura e depois uma tala oclusal suave. A tala oclusal dura reduziu significativamente a atividade muscular em oito dos dez participantes. A tala oclusal macia reduziu significativamente a atividade muscular em apenas um participante, tendo provocado um aumento estatisticamente significativo da atividade muscular em cinco dos dez participantes.

Tim J Dylina -[33] , ao discutir o desenho funcional das talas, sugeriu que é necessário um conjunto de dentes (a tala) que tenha contacto de igual intensidade em todos os dentes, que proporcione uma desoclusão posterior imediata pelos dentes anteriores e orientação condilar e que seja o menos friccional possível para a harmonia neuromuscular e subsequente cicatrização. A tala deve permitir que o côndilo atinja a posição CR. Isto pode ser conseguido com a bimanipulação da mandíbula, que foi promovida por ***Dawson***[330] e provou ser o método mais fiável e repetível para alcançar a RC com profissionais inexperientes, conforme estudado por ***MC Kee JR***[80] .

Num estudo realizado por ***Holmgren et al***[52] foram observadas alterações na tala (sob a forma de indentações) em 61% dos doentes em cada avaliação de 2 semanas. Os restantes 39% do grupo de doentes registaram alterações de tempos a tempos. Resumiu-se que a maioria dos utilizadores de talas precisa de ser observada mais frequentemente do que de 2 em 2 semanas para os ajustes iniciais. Um protocolo sugerido incluiria ajustes às 24 horas, 54 horas, 7 dias, 2 semanas e 1 mês após a colocação da tala. Após 3 meses sem alterações na tala, com uma musculatura confortável e sem dor durante a carga, o paciente estará pronto para a avaliação da terapia de fase II.

Ronquillo e o grupo do ***Eastman Dental Center***[9] estudaram a relação entre as posições pré-tratamento do côndilo na fossa e o insucesso da terapia com talas protrusivas. De 142 pacientes com desarranjos internos, 72 foram confirmados artrograficamente como sendo adequados para a terapia de reposicionamento. A posição condilar inicial foi medida em tomogramas de CO. Os pacientes foram seguidos de seis meses a cinco anos. Setenta e um por cento dos pacientes da amostra foram tratados com sucesso, enquanto 29% tiveram retorno do estalido, travamento e/ou retorno da dor. O facto de o côndilo estar posicionado anteriormente, centralmente ou posteriormente antes da terapia com talas não teve qualquer influência no sucesso do tratamento.

Okeson[818] fez uma análise retrospetiva de 40 pacientes tratados durante oito semanas com tala de reposicionamento anterior. Todos os pacientes tinham um diagnóstico primário de um distúrbio de interferência. A deslocação do disco associada a sons articulares únicos distintos (n=25), uma história de bloqueio com recaptura (n=8) e deslocação permanente (bloqueio sem recaptura, n=8). Após oito semanas de terapia, 80 por cento dos doentes estavam livres de dor, estalidos e bloqueios. As talas foram retiradas gradualmente com um procedimento de step-back. Não foram efectuadas quaisquer alterações oclusais. Dois anos e meio mais tarde, 66% dos doentes tratados com sucesso voltaram a apresentar sons articulares. Vinte e três por cento relataram dor nas articulações. A abertura interincisal máxima média melhorou de 37 milímetros para 43 milímetros. Dezoito por cento tinham uma abertura diminuída. Este estudo conclui que a terapia de reposição resolve permanentemente os sons articulares apenas num terço das vezes, mas reduz a dor a longo prazo em três quartos das vezes.

O tratamento de uma articulação lesionada ou dolorosa com tração é comum em medicina física. A tala pivotante é uma tala rígida com um único contacto posterior em cada lado. O contacto é normalmente no dente mais posterior. Se a mandíbula rodar para a frente em torno do fulcro dos pivots, o côndilo é desviado da fossa e a articulação é descarregada. Teoricamente, a descarga deveria ser desejável em pacientes com desarranjos internos e inflamações intracapsulares. Na configuração craniofacial da maioria dos pacientes, os músculos elevadores encontram-se sobre ou posteriormente ao dente mais distal. Assim, a contração do músculo de fecho não resulta em descarga articular. O vetor de fecho deve ser anterior ao pivô.

Lous[71] publicou o resultado de um estudo de 60 doentes com cliques tratados com pivots. Os métodos de tratamento tradicionais anteriores não tinham sido bem sucedidos. Nestes casos, o uso de talas foi complementado com um arnês de tração vertical ligado a uma cinta de queixo. A duração média do tratamento foi de quatro semanas, com um acompanhamento de três meses. 72% dos pacientes tiveram uma eliminação dos sintomas; 17% tiveram uma melhoria, mas com episódios de sintomas recorrentes.

Faltam estudos controlados adicionais sobre o aparelho pivô. Devido ao contacto oclusal limitado com esta tala, existe a possibilidade de alteração da posição do dente. O clínico tem melhor controlo da oclusão com uma placa de cobertura total. Para o tratamento de desarranjos internos, a tala de reposicionamento anterior daria ao terapeuta mais controlo sobre a posição condilar. Se a descarga articular for o objetivo da terapia, os auxiliares devem ser considerados.

Roger P. Boero[13] no seu artigo sobre fisiologia da terapia com talas afirmou que a natureza do esquema oclusal e o contacto específico dos dentes influenciam o comportamento dos músculos. O terapeuta de talas tem controlo sobre os dentes que contactam nas várias funções mandibulares. É importante entender as mudanças no comportamento muscular que acompanham as alterações nos padrões oclusais para que melhores decisões possam ser tomadas no desenho de uma tala.

O apertamento voluntário máximo em humanos foi investigado por ***Wood***[114] . Com talas maxilares cimentadas ajustadas para diferentes padrões de contacto dentário, ele monitorizou a atividade dos músculos masseter, temporal anterior e temporal posterior. O apertamento com contacto total de todos os dentes na tala aumentou a atividade EMG em 17%, predominantemente no masseter. Quando a tala foi reduzida de modo a não haver contacto do incisivo central ao primeiro molar de um lado, não se verificou qualquer alteração na atividade muscular. Se o contacto oclusal do segundo molar do mesmo lado foi removido, a atividade eléctrica diminuiu 20%. Alguns indivíduos referiram desconforto durante o aperto na articulação do lado sem contacto. A atividade EMG diminuiu 13% apenas com o contacto canino a canino.

MiralleS[81] mostrou resultados semelhantes com uma tala maxilar de três peças seccionada na lateral e no canino. Uma secção cobria as centrais e as laterais e as outras cobriam desde o canino até ao segundo molar. Os elevadores de um dos lados foram monitorizados com eléctrodos de superfície bipolares durante apertos de 4 segundos de duração. A eliminação da secção posterior bilateral ou contralateral da tala diminuiu a atividade do masseter e do músculo temporal anterior, enquanto que a remoção ipsilateral não teve qualquer efeito. A remoção apenas da secção anterior não teve qualquer efeito. É evidente que na relação cêntrica com o apertamento máximo, a localização dos dentes em contacto tem mais influência do que o número de dentes.

De acordo com ***Jebri et al***[21] , um stent é um aparelho que mantém o tecido numa posição pré-determinada. Estes dispositivos são utilizados para transportar medicamentos, manter os enxertos de pele em posição, controlar possíveis hemorragias, manter o penso periodontal, proteger a superfície desnudada dos dentes e proteger os tecidos saudáveis das radiações.

O controlo da hemorragia oral pós-operatória em pacientes hemofílicos é uma preocupação especial para o cirurgião oral. Os stents metálicos como auxiliares no tratamento da hemofilia foram descritos por ***Felix***[36] **.** Foram construídos stents rígidos de resina acrílica ou compostos de modelagem, revestidos com um agente hemostático e colocados na boca por períodos que variam de 20 minutos a 5 dias. ***Felix*** relatou o uso bem-sucedido do stent anti-hemorragia, enquanto ***Archer WH***[5] afirmou que o stent era irritante para a ferida. ***W.Arthur George***[42] descreveu uma técnica para a construção de stents anti-hemorrágicos elásticos. O autor defendeu que a elasticidade torna possível uma abordagem diferente ao tema da imobilização. As endopróteses rígidas de resina acrílica criam traumas e podem ser um prejuízo em vez de uma vantagem para a coagulação e a cicatrização. As resinas elásticas são utilizadas para o fabrico de endopróteses elásticas. A maior parte do stent é construída com uma resina acrílica de cura a quente e uma resina de metacrilato de etilo de cura a frio é utilizada para o revestimento. No entanto, deve compreender-se que as endopróteses, por si só, não são uma cura para a hemofilia, mas sim um complemento à terapêutica completa necessária para o controlo da hemorragia.

Louis J. Boucher[16] sugeriu que a descompressão de quistos maxilares de grandes dimensões oferece várias vantagens em relação à remoção cirúrgica imediata. Quando a pressão do fluido cístico é aliviada pela drenagem, o osso regenera-se à volta da periferia do quisto e faz com que a cavidade cística se torne mais pequena. Os stents são usados quando os dentes envolvidos não podem ser salvos pela apicoectomia. A lógica para o uso de stents de descompressão foi descrita por ***Smith DB***[107].

Oscar E Beder[10] afirmou que os indivíduos que sofreram uma lesão grave da medula espinal na zona cervical podem ficar tetraplégicos. As sequelas da perda do uso das extremidades, especificamente das mãos e dos braços, indicam um procedimento de reabilitação em que a função compensatória da cabeça e do pescoço é possibilitada pelo uso de próteses auxiliares. Os dispositivos intra e extra orais fabricados para um doente, que lhe permitem realizar determinados procedimentos construtivos tangíveis, aumentam a sua moral e motivação, reduzindo assim as tendências para a existência vegetativa. ***Maurice W. Donnelly***[32] descreveu uma técnica de fabrico de um aparelho manipulador para um paciente que tinha perdido as suas extremidades. O aparelho foi concebido de forma a permitir que o doente realizasse actividades que lhe dessem moral, tais como agarrar, levantar e mover objectos.

Foi observado por ***Kenneth E. Brown***[17] que sequelas complicadoras decorrentes de infecções e inflamações da cavidade oral e estruturas adjacentes podem causar trismo, rigidez muscular e anquilose parcial. O emprego de procedimentos correctivos de "abertura forçada" da mandíbula pode ter consequências graves e dolorosas. A dor gerada pela técnica de abertura forçada geralmente requer anestesia geral, o que por si só já é uma tarefa perigosa, pois a imobilidade da mandíbula torna necessária a intubação nasal às cegas. O autor sugeriu que uma resolução gradual e menos incómoda do problema pode ser obtida através da utilização de um dispositivo de abertura dinâmica (trismus stent). ***Darcissac M***[28] declarou que o dispositivo permite uma pressão firme e constante durante um período prolongado, o que proporciona uma melhoria significativa.

Todos os protésicos concordam que a estabilidade e a retenção de uma prótese completa estão diretamente relacionadas com a área de superfície coberta se a mandíbula edêntula for atrófica e se as ligações dos músculos e dos tecidos moles se aproximarem da crista da crista mandibular, então as extensões dos flanges da prótese para os sulcos são limitadas. ***David N*** Firtell_e ***Geroge W. Oatis***[3] sugeriram a utilização de um enxerto de pele de espessura reduzida para alargar a base da prótese numa mandíbula atrófica. Para os procedimentos cirúrgicos, é necessária uma prótese (stent de vestibuloplastia), para manter o enxerto de pele de espessura dividida em estreita aproximação ao periósteo durante a cicatrização inicial. Os autores observaram que, sem um contacto íntimo, pode formar-se um hematoma entre a pele e o periósteo; e o enxerto não adere ao periósteo e ao osso subjacentes.

As doenças periodontais resultam na destruição das estruturas de suporte dos dentes, nomeadamente, o osso e o ligamento periodontal. Em muitos casos, há perda da cobertura gengival dos dentes, o que sempre constituiu um problema na gestão prática dos problemas periodontais, uma vez que a perda das papilas gengivais interdentais deixa "triângulos negros" inestéticos entre os dentes.

As técnicas cirúrgicas mucogengivais evoluíram ao ponto de ser possível obter um recobrimento radicular previsível em casos de recessão isolada do tecido marginal gengival devido à desproporção anatómica entre o dente e o osso ou os tecidos moles; por vezes, é possível regenerar o osso que foi destruído por doenças periodontais. No entanto, não existe atualmente nenhum método cirúrgico previsível para corrigir as deformações estéticas resultantes da perda de inserção periodontal.

Têm sido feitas tentativas para ocultar estas deformidades gengivais com facetas acrílicas. Estas têm o inconveniente de serem duras e rígidas, e as dificuldades em encaixar o acrílico com precisão à volta de seis, oito ou dez dentes conduzem a pequenas lacunas que acumulam resíduos alimentares, o que resulta em cáries ou embaraço social. ***P.R. Greene***[47] descreveu o fabrico de uma máscara gengival flexível para proporcionar uma solução estética que é simultaneamente confortável e de encaixe exato.

A radiação ionizante para o tratamento de lesões malignas da cavidade oral, embora seja frequentemente o tratamento de eleição, pode causar problemas agudos e crónicos significativos. Os dentes, a língua, as glândulas salivares e mucosas, o revestimento da mucosa e a mandíbula e maxila são fontes potenciais de complicações que podem resultar de lesões provocadas pela radiação.

Arturo Santiago[102] sugeriu que a seleção do equipamento e da técnica de radiação é determinada pela localização e pelo comportamento potencial da malignidade. De acordo com o autor, uma técnica especial para aplicação ampla e uso frequente de radiação deve incluir (I) facilidade de aplicação para o paciente e o terapeuta, (2) desconforto mínimo para o paciente, (3) reprodutibilidade diária da geometria do tratamento e (4) manutenção da direção do feixe durante o tratamento. O stent intra-oral, um dispositivo de resina acrílica concebido e fabricado para cada doente, contribui significativamente para simplificar e melhorar a técnica da terapia intra-oral.

BIBLIOGRAFIA

1. **Adisman IK, Birbach S:** Prótese cirúrgica para cirurgia reconstrutiva da mandíbula. J Prosthet Dent 1966;16:988-991.

2. **Anderson GC, Schulte JK, Goodkind RJ:** Estudo comparativo de dois métodos de tratamento para o desarranjo interno da articulação temporomandibular. J Prosthet Dent 1985; 53:392-397.

3. **Aramany MA, Drane JB:** Prótese de deslocamento por radiação para paciente dentado. J Prosthet Dent 1972; 27:212-216.

4. **Aramany MA, Drane JB:** Prótese de proteção contra a radiação para pacientes edêntulos. J Prosthet Dent 1972; 27:292-296.

5. **Archer WH, Zubrow HJ:** Hemofilia: O tratamento pré e pós-operatório. Oral Surg, Oral Med & Oral Path 1950; 3:1377-1388.

6. **Askinas SW:** Fabrico de uma tala oclusal J. Prosthet Dent 1972;28:549.

7. **Baragona PM, Cohen HV:** Terapia com aparelhos ortopédicos a longo prazo. D.C.N.A. 1991;vol35, 109-121.

8. **Barret GD:** Fabrico de stent cirúrgico para aumento de hidroxiapatite do rebordo edêntulo. J Prosthet Dent 1985; 54:215220.

9. **Beard CC, Clayton JA:** Efeitos da terapia com splint oclusal na disfunção da ATM. J Prosthet Dent 1980;44:324.

10. **Beder O.E.:** Aparelhos manipulativos para tetraplégicos. J Prosthet Dent 1964; 14:785-788.

11. **Blaine HL, Nelson EP:** Uma bengala para pacientes tetraplégicos. J Prosthet Dent 1973; 29:317-322.

12. **Block SL.:** O uso de um aparelho de mordida de borracha de látex resiliente no tratamento da síndrome MPD. J Dent Res 57: 92, Resumo 71, 1978.

13. **Boero RP:** A fisiologia da terapia com splint: uma revisão da literatura.

Angle Orthodontist 1997, 3:165-180.

14. **Bohlig KG, Anderson GC:** Avaliação digital dos padrões de desgaste oclusal em talas de estabilização oclusal: Um estudo piloto. J Prosthet Dent 1998;80:209-213.

15. **Bord RL, Gibbs CH, Mahan PE, Richmond AF, Laskin JL:** Forças da articulação temporomandibular medidas no côndilo. Am J OrthodDentofacial Orthop 1990; 97:472-479.

16. **Boucher LJ, Moss R:** Stents de descompressão. J Prosthet Dent 1964;14:1163-1168.

17. **Brown KE:** Dispositivo de abertura dinâmica para trismo mandibular. J Prosthet Dent 1968; 20:438-442.

18. **Bruno S:** Distúrbios neuromusculares que causam disfunção temporomandibular e dor. J Prosthet Dent 1971; 26:387.

19. **Capp NJ:** Oclusão e terapia com splint. Br Dent J 1999; 186:217.

20. **Carraro JJ, Caffesse RG:** Efeito dos splints oclusais na sintomatologia da ATM. J Prosthet Dent 1978; 40:563-566.

21. **Chalian VA, Drane JB, Standish SM: Maxillofacial Prosthetics:** Multidisciplinary Practice; The William & Wilkins Co. Baltimore 1971: pg-234-256.

22. **Chapman PJ:** O protetor bucal bimaxilar melhorou a proteção contra lesões orofaciais e da cabeça no desporto. Aust J Sci Med Sport 1985; 25-28.

23. **Christensen GJ**: Chegou o momento de observar e tratar a oclusão dentária. JADA2001; 132:100-102.

24. **Christensen GJ:** Tratamento do bruxismo e do apertamento. JADA 2000; 131:233-235.

25. **Clark GT:** Tratamento do estalido da mandíbula com reposicionamento temporomandibular. J Craniomandib Pract 1984 : 2: 263-70

26. **Crispin B.J. Myers GE, Clayton JA:** Efeitos da terapia oclusal na reprodutibilidade pantográfica dos movimentos do bordo mandibular. J Prosthet Dent 1978; 40:29-34.

27. **Curtis DA, Neilsen I, Kapila S, Miller AJ:** Adaptabilidade do complexo craniofacial do primata adulto a forças laterais assimétricas. Am J OrthodDentofacialOrthop 1991; 100:266-73.

28. **Darcissac M:** Correção da anquilose dos maxilares. J.A.M.A. 1922; 10:14-18.

29. **Davis CR:** Manutenção da desoclusão posterior imediata numa tala oclusal para um paciente com hábito de bruxismo grave. J Prosthet Dent 1996;75:338-339.

30. **Dawson P:** Evaluation diagnosis and treatment of oclusal problems 2nd ed. St. Louis : Mosby; 1989. P.41-6

31. **Dobson DP, Sowter JB, Webster WP, Johnson HF:** Aparelho para terapia com rádio. J Prosthet Dent 1961;11:1166-1169.

32. **Donelly MW, Beder OE:** Um aparelho manipulador. J Prosthet Dent 1972; 28: 309-312.

33. **Dylina TJ:** Uma abordagem de senso comum à terapia com talas. J Prosthet Dent 2001;86:539-545.

34. **Faulkner KD:** Bruxismo: uma revisão da literatura - Parte 1. Aust Dent J 1990;35:266-76.

35. **Feinmann E, Harris M:** Dor facial psicogénica - Partes I e II. Br DentJ 1984; 156:165,205.

36. **Felix LP:** Três aparelhos para ajudar a parar a hemorragia dentária. Br DentJ 1950; 32-36.

37. **Firtell DN, Oatis GW, Curtis TA, William E**: Um stent para uma Vestibuloplastia de enxerto de pele de espessura dividida. J Prosthet Dent 1976;

36:204210.

38. **Forsell H, Kirveshari P, Kangasniem P:** Resposta ao tratamento oclusal em pacientes com cefaleias previamente tratadas com ajuste oclusal simulado. Ata Odont Scand 1987; 45:77-80.

39. **Frazer - Moodie W:** O Sr. Gunning e a sua tala. Brit J Oral Surg 1967;7:112-115.

40. **Furtsman L:** O efeito da perda de oclusão sobre a articulação mandibular. AnJ Orthod 1965;51:1245.

41. **Gelb H:** Clinical management of Head, Neck and TMJ pain and Dysfunction (Gestão clínica da dor e disfunção da cabeça, pescoço e ATM). Filadélfia, WB Saunders, 1977.

42. **George WA**: Stents protéticos como auxílio no tratamento da hemofilia. J Prosthet Dent 1961; 11:987-989.

43. **Gibbs CH, Mahan PE, Lundeen HC, Brehnan K, Walsh EK, Holbrook WB:** Forças oclusais durante a mastigação e a deglutição medidas por transmissão de som. J Prosthet Dent 1981; 46:443-9.

44. **Gilbert JW e Old field HM:** Um método melhorado de construção de uma tala para o controlo da hemorragia. D Pract. & D.Rec. 1959; 9:246-247.

45. **Goharian RK, Neff PA:** Effect of oclusal retainers on temporomandibular joint and facial pain. J Prosthet Dent 1980;44:206-206.

46. **Goss AN, Brown RO:** Uma tala de armar melhorada. J Prosthet Dent 975;33:562-566.

47. **Greene PR:** A máscara gengival flexível: uma solução estética na prática periodontal. Br. DentJ 1998; 184: 536-540.

48. **Hannam AG, Wood WW, De Con RE, Scott JD:** Os efeitos das interferências oclusais do lado de trabalho na atividade muscular e nos movimentos maxilares associados no homem. Arch Oral Biol 1981;26:387-92.

49. **Hellsing G:** Adaptação funcional às alterações da dimensão vertical. J Prosthet Dent 1984; 52:867-70.

50. **Henry PJ, Barb RE:** Protectores bucais para utilização em anestesia geral. J AmDentAssoc 1964;68:569-570.

51. **HoboS:** Oclusão em desordens temporomandibulares: tratamento após terapia com splint oclusal. Int Dent J 1996;46:146-155.

52. **Holmagren K, Sheikholescan A, Riise C:** Efeito de uma tala oclusal maxilar de arco completo na atividade parafuncional durante o sono, sinais e sintomas de distúrbios craniomandibulares. J Prosthet Dent 1993;69:293-97.

53. **Huffmann RW:** Terapia do plano de mordida em Dentisteria Restauradora: Current Therapy in Dentistry. St Louis, CV Mosby, 1980, P 159.

54. **Ito T, Gibbs CH, Bonnet RM, Lupkiewicz SM, Young HM, Lundeen HC, Mahan PE:** Carga nas articulações temporomandibulares com cinco condições oclusais. J Prosthet Dent 1986;56:478-483.

55. **Ivy RH :** Manual of Plastic and Maxillofacial Surgery, Filadélfia, 1943, WB Saunders Co. Pg-322.

56. **Jagger RG, Milward PJ:** O protetor bucal bimaxilar. Br. Dent J 1995; 31-32.

57. **Kass CA, Tregastes JN:** Fabrico de talas oclusais. J Prosthet Dent 1978;40:461-463.

58. **Kent JN, Quinn JH, Zide MF:** Aumento do rebordo alveolar utilizando apatite hidroxilada não reabsorvível com ou sem osso esponjoso autógeno. J Oral Maxillofac Surg 1983;41:629-42.

59. **Korioth TW, Hannam AG:** Forças mandibulares durante o aperto dentário simulado. J Orofac Pain 1994; 8:178-89.

60. **Korioth WP, Bohling KG, Anderson GC:** Avaliação digital dos padrões de desgaste oclusal em talas de estabilização oclusal. Um estudo piloto. J Prosthet

Dent 1998; 80:209-213.

61. **Kovaleski WC, Boever JD:** Influência das talas oclusais na posição e musculatura do maxilar em pacientes com disfunção da articulação temporomandibular. J Prosthet Dent 1975;33:321-327.

62. **Krammer K:** Construção de talas oclusais. J Prosthet Dent 1979; 41:105-108.

63. **Kreman AJ:** Cancro da língua - técnica cirúrgica para uma ressecção primária combinada em bloco da língua, pavimento da boca e linfáticos cervicais, Surgery 1951;30:227-240.

64. **Kuboki T, Takenami Y, Orsini MG:** Efeito dos aparelhos oclusais e do apertamento no espaço J da MT com desarranjo interno. J Orofac Pain 1999; 13:38-48.

65. **Kurita H, Kurashina K, Kotani A:** Efeito clínico da terapia com tala oclusal de cobertura total para condições e sintomas específicos de desordem temporomandibular. J Prosthet Dent 1997;78:506-510.

66. **Kydd WL, Daly C:** Duração dos contactos dentários noturnos durante o bruxismo. J Prosthet Dent 1985;53:717-721.

67. **L'estrange PR, Strahan JD**: The wearing of acrylic periodontal Veneers-BrDentJ 1970; 128:193-194.

68. **Laney WR, Turlington EG, Devine KD:** Pele enxertada como tecido de suporte de prótese oral. J Prosthet Dent 1968;19:69-79.

69. **Larsen HD, Guerra LR, Finger IM:** Hydroxyhapatite prosthodontic considerations clinical. Compêndio Cont Ed Dent 1984; 5:786-90.

70. **Laskin DM, Block S:** Diagnóstico e tratamento da síndroma da dor miofacial - disfunção (MPD). J Prosthet Dent 1986;56:75-81.

71. **Lous I:** Tratamento da síndrome da ATM por Pivots. J Prosthet Dent 1978;40:179-182.

72. **Lundh H, Westesson PL: Acompanhamento** a longo prazo após tratamento oclusal para correção da posição anormal do disco da articulação temporomandibular. Cirurgia Oral Oral Med Oral path 1989; 67:2-10

73. **Lutwak E:** Uma nova prótese de bengala para pacientes deficientes. J Prosthet Dent 1977; 37:61-66.

74. **Mac Intosh RB, Obwegeser HL:** Cirurgia pré-protética: Um esquema para o seu emprego efetivo. J. Oral Surg. 1967; 25:397-413.

75. **Maeda Y, Ikuzawa M, Mitani T, Matsuda S:** Talas moles bimaxilares para pacientes com apertamento duro inconsciente: Um relatório clínico. J Prosthet Dent 2001;85:342-344.

76. **Manco LG, Messing SG:** Avaliação da terapia com splint através de tomografia computorizada sagital direta. Oral Surg 1986;61:5.

77. **Manns A, Mialles R, Palazzi C:** EMG, força de mordida e alongamento do músculo masseter sob contração isométrica voluntária e variações da dimensão vertical J Prosthet Dent 1979; 42: 674-82

78. **Manns A, Miralles R, Santander H, Valdivia J:** Influência da dimensão vertical no tratamento da síndrome de dor e disfunção miofascial. J Prosthet Dent 1983; 50:700-709.

79. **Manns A, Rocabado M, Cadenasso P, Miralles R, Cunsille MA:** O efeito imediato da variação do contacto ântero-posterior Iaterotrusivo na atividade EMG do elevador. Cranio 1993; 11:184-191.

80. **Mc Kee JR:** Comparação da repetibilidade da posição condilar para métodos padronizados e não padronizados de obtenção da relação cêntrica. JProsthet Dent 1997; 77:280-284

81. **Miralles, Manns, Pasini :** Influência de diferentes funções cêntricas na atividade EMG dos músculos elevadores Cranio 1988;6:26

82. **Morgan DH, Hall DP, Vanjas SJ:** Diseases of the temporomandibular

apparatus (Doenças do aparelho temporomandibular). St Louis, CV Mosby, 1980.

83. **Nair C, Dange SP:** Controlo Estético da Recessão Gengival - Uma Máscara Gengival Flexível. JIPS 2003; 3:34-35.

84. **Nervarro E, Bargli N,RejR:**Avaliação clínica de splints oclusais maxilares duros e resilientes. J Dent Res. Resumo 1256 edição especial de março de 1985.

85. **Nitzan DW:** Pressão intra-articular na articulação temporomandibular humana funcional e sua alteração pela elevação uniforme do plano oclusal. J Oral Maxillo far Surg 1994;52:671-9.

86. **Okeson J.P:** Management of Temporomandibular disorders and oclusion (Gestão de desordens temporomandibulares e oclusão). 2ª ed; Mosby 1989 : P-397-425.

87. **Okeson JP, Kemper JT, Moody PM:** Um estudo sobre a utilização de talas oclusais no tratamento de pacientes agudos e crónicos com distúrbios craniomandibulares. J Prosthet Dent 1982;48:708-712.

88. **Okeson JP:** Tratamento a longo prazo de distúrbios de interferência de disco da articulação temporomandibular com talas oclusais de reposicionamento anterior. J Prost Dent 1988; 60:611-615.

89. **Okeson JP:** Management of Temporomandibular Disorders and Occlusion (Gestão de perturbações temporomandibulares e oclusão). St. Louis, CV Mosby, 1989, P201.

90. **Okeson JP: Os** efeitos de talas oclusais duras e moles no bruxismo noturno. JADA 1987; 114:7888-791.

91. **Patterson SS:** Terapia endodôntica: uso de um tubo de polietileno e stent para drenagem. J Am Dent Assoc 1964; 69:710-714.

92. **Pavone BW:** Bruxismo e o seu efeito nos dentes naturais. J Prosthet Dent 1985;53:692-696.

93. **Prowler JR:** Técnica de extensão do rebordo combinada com enxerto de

pele. J ProsthetDent 1967; 17:343-349.

94. **Radin EL, Paul IL, Rose RM:** Role of mechanical factors in pathogenesis of primary osteoarthritis. Lancet 1972; 1:519-22.

95. **Ramjford S, Ash M. Occlusion 3rd ed. Philadelphia:** WB Saunders Co; 1983.

96. **Ramjford SP, Walden JM, Enlow RD:** Função unilateral e a articulação temporomandibular em macacos Rhesus. Oral Surg 1971; 32:237.

97. **Riley C:** Stents cirúrgicos para Vestibuloplastia e enxertos de pele do rebordo alveolar. JProsthet Dent 1971; 26:511-516.

98. **Ronquillo, Guay, Tallents, Katzberg, Murphy, Proskin :** Comparação da relação côndilo-fossa com a terapia de talas protrusivas sem sucesso Cranio 1988; 2:178

99. **Roura N, Clayton JA:** Registos pantográficos de indivíduos com disfunção da ATM tratados com talas oclusais: Um relatório de progresso. J Prosthet Dent 1975,33:442-453.

100. **Rowe NL, Killey HC:** Fracture of the facial skeleton, ed2, Baltimore, 1968, the Williams & Wilkins company.

101. **Sabin H, Saltzman E:** Talas intra-orais para fracturas cirúrgicas da mandíbula. J Prosthet Dent 1970;23:320-326.

102. **Santiago A:** Um stent intra-oral para a direção da terapia de feixe de radiação. JProsthet Dent 1965;15:938-944.

103. **Santiago A:** Fabrico de próteses intra-orais de radioterapia, J Prosthet Dent 1975; 34:212-215.

104. **Santos J, Suzuki H, Ash MM:** Análise mecânica do equilíbrio de talas oclusais. J Prosthet Dent 19888; 59:346-352.

105. **Sato S, Hotta TH, Pedrazzi V:** Tala oclusal removível no tratamento do desgaste dentário: Um relatório clínico. J Prosthet Dent 2000;83:392-395.

106. **Shields JM, Clayton JA, Sindle decker LD:** Utilização de traçados pantográficos para detetar disfunções da ATM e musculares. J Prosthet Dent 1978; 39:80.

107. **Smith F:** Plastic and Reconstructive Surgery Philadelphia, 1950, WB Sauders Co. Página 73.

108. **Solberg WK, Clark GT, Rough JD:** Avaliação electromiográfica nocturna de pacientes com bruxismo submetidos a terapia de curto prazo com talas. J OralRehab 1975;12:215-223.

109. **Storey AT:** Fisiologia de uma dimensão vertical variável. J Prosthet Dent 1962; 12:912-921.

110. **Tallents H, Katzberg RW, Miller TL, Mangione V, Oster C:** Terapia com tala assistida por artrografia. J Prosthet Dent 1985; 53:235-230.

111. **Tennings DC:** Lesões sofridas por utilizadores e não utilizadores de protecções gengivais em unidades locais de rugby. Br. J Sports Med 1990; 24:159-165.

112. **Torres CP, Shimoda LM, Sheru off AF**: Utilização de stents de vinil macio para facilitar o aumento dos rebordos atróficos anteriores do maxilar com hidroxiapatite. J Prosthet Dent 56:326, 1986.

113. **Verma N, Aras M, Singh RK, Chitre V:** Construção de uma tala de estabilização em consultório: Uma técnica simplificada. JIPS 2003; 3: 27-30.

114. **Wood WW, Tobias DL:** EMG response to alteration of tooth contacts on oclusal splints during maximal clenching. J Prosthet Dent 1984;51:394-396.

115. **Yard RA, Latta GH:** Fabrico de um stent seccional para aumento de hidroxiapatite para as cristas edêntulas. J Prosthet Dent 1987; 57:482-484.

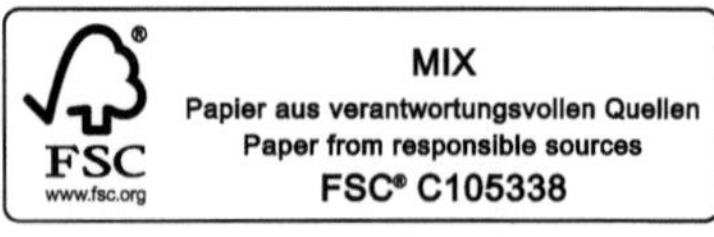

Printed by Books on Demand GmbH, Norderstedt / Germany